M. Ambaga
A. Tumen-Ulzii
T. Buyantushig

Modelos de sistemas do corpo humano

M. Ambaga
A. Tumen-Ulzii
T. Buyantushig

Modelos de sistemas do corpo humano

Onde convergem a ingestão de alimentos e a inalação de oxigénio

ScienciaScripts

Cover image: www.ingimage.com

This book is a translation from the original published under ISBN 978-620-7-45761-8.

Publisher:
Sciencia Scripts
is a trademark of
Dodo Books Indian Ocean Ltd. and OmniScriptum S.R.L publishing group

120 High Road, East Finchley, London, N2 9ED, United Kingdom
Str. Armeneasca 28/1, office 1, Chisinau MD-2012, Republic of Moldova, Europe
Printed at: see last page
ISBN: 978-620-7-61100-3

Conteúdo

CAPÍTULO 1

A. Trabalhos científicos, direcionados ao estabelecimento dos parâmetros básicos de modelos de sistemas de Introdução

A descoberta do ciclo fechado de 9 etapas por nós tem significado biológico e médico, assim como a estrutura molecular do DNA revelada por Watson e Krick, porque o ciclo de 9 estágios da condutância do próton se assemelhava a uma grande estação elétrica, que fornecia todos os 87 trilhões de células. , incluindo células cerebrais e células miocárdicas, com ATP, NADPH e materiais genéticos baseados em ATP, como DNA, RNA, energia térmica, CO_2, oxigênio, prótons livres e elétrons. A definição de modelos de sistema do corpo humano tem sido associada ao início dos fundamentos de singularidade do universo. https://en.wikipedia.org/wiki/Singularity - Inicial singularidade , uma singularidade hipotética de densidade infinita antes que as flutuações quânticas causassem o Big Bang e a subsequente inflação que criou o universo, teoremas de singularidade de Penrose-Hawking : Na teoria da relatividade geral, existem teoremas sobre como a gravitação produz singularidades. Se você comprimir um objeto abaixo do seu raio de Schwarzschild, então a sua própria gravidade torna-se tão intensa que ele continua a comprimir sozinho, até um ponto infinitamente pequeno, de acordo com a National Geographic. Durante décadas, os físicos debateram se era possível um colapso até um ponto infinitamente minúsculo ou se alguma outra força seria capaz de impedir o colapso total. Embora as anãs brancas e as estrelas de nêutrons possam se manter indefinidamente, qualquer objeto maior que cerca de seis vezes a massa do Sol terá muita gravidade, esmagando todas as outras forças e colapsando em um ponto infinitamente pequeno: uma verdadeira singularidade, de acordo com a NASA. . Os primeiros parâmetros foram prótons livres, elétrons livres, e o primeiro elemento químico, o hidrogênio, composto por um próton e um elétron, que estabeleceu a pré-condição para a síntese de ATP, NADPH. Por que as ligações fosfoanidrido são consideradas de alta energia? Tudo o que isto realmente significa é que uma quantidade apreciável de energia é libertada quando uma destas ligações é quebrada numa hidrólise.

reação (decomposição mediada pela água). O ATP é hidrolisado em ADP na seguinte reação: ATP+H_2O^ADP+P- + energia ATP+H_2O^A DP+Pi +energia: Como a maioria das reações químicas, a hidrólise de ATP em ADP é reversível. A reação reversa, que regenera ATP a partir de ADP e PPP, requer energia. A regeneração de ATP é importante porque as células tendem a consumir (hidrolisar) moléculas de ATP muito rapidamente e dependem da produção constante de ATP de reposição) também, nos últimos 500 milhões de anos - Código genético comum, degeneração ou redundância, de códons, mutações neutras, último ancestral comum universal (LUCA), bioquímica comum, árvores filogenéticas, evolução convergente, compartilhamento de genes - duplicação - degeneração - complementação (DDC) - canalização de oxigênio ao longo de vias baseadas em lipídios) levou a que a vida se tornasse dependente da presença de prótons formados durante Big Bang, a presença de prótons de tecidos periféricos favorece a formação de pontes salinas por protonação, todos esses processos biológicos foram acompanhados pela criação da organização do sistema do corpo humano, incluindo os 10 principais sistemas do corpo humano como doadores de prótons e entregadores de aceitadores de elétrons, o potencial redoxi da membrana , dependente de três estados, ciclo fechado completo de 9 etapas de condutância de prótons e, quatro tipos de células distinguidas pela diferença de condutância de prótons (fluxo normal com síntese normal de ATP como bateria carregada, parada por curto período, completamente parada - síntese de ATP interrompida como bateria descarregada, refluxo de prótons favorável à glicólise, levando ao câncer) também os quatro compartimentos e cinco estruturas de membrana baseadas em cinco sistemas funcionais, onde a divisão celular genética normal, reações de resposta à informação, funções biossintéticas, bioenergéticas e de biotransformação são conduzidos usando fosfato de alta energia como ATP e elétrons de alta energia como NADPH.

Neste contexto, foi estabelecido que existe uma estreita relação entre as duas expressões seguintes: a vida tornou-se dependente da presença de protões e electrões, que se formaram durante os acontecimentos denominados Big Bang, há 15 anos, e da presença de prótons dos tecidos periféricos favorecem a formação de uma ponte salina no resíduo de histidina das subunidades betta (Harpers Biochemistry). Estamos tentando descrever os modelos do sistema, incluindo o potencial redoxi da membrana , os três ciclos completos de condutância de prótons de nove etapas, dependentes do estado, incluindo os quatro compartimentos, e os 10 sistemas funcionais.

A relação entre todos os parâmetros dos modelos do sistema, incluindo o potencial redoxi da membrana , os três ciclos completos de condutância de prótons, dependentes do estado, e os quatro compartimentos, bem como os 10 sistemas funcionais, podem ser descritos como segue: Nos primeiros 1-7 estágios do ciclo fechado de condutância de prótons na localização mitocondrial, formaram-se prótons livres, água metabólica, dióxido de carbono e ATP, sendo possível iniciar o 9º estágio do ciclo fechado, localizado no respiratório membrana, foi criada. Circuito pulmonar: aumento da captação de oxigênio do ar alveolar sob o efeito do aumento da entrada de bicarbonato pela entrada de HCO_3 e saída do íon CL (mecanismo de deslocamento do íon bicarbonato/cloreto), entrada de oxigênio levando a um aumento na formação de HbO_2 e o 8º estágio de o ciclo fechado, localizado nos tecidos respiratórios Circuito Pulmonar: carregamento de oxigênio pela saída de HCO_3 e entrada de CL-saída de O_2 Liberação de oxigênio da HbO_2 sob o efeito da saída de bicarbonato pelo mecanismo de mudança de saída de bicarbonato/entrada de íons cloreto, levando a um aumento de oxigênio em um estágio mitocondrial - 6º da condutância de prótons, que foi condicionado ao substrato energético - Entrada de doadores como ácidos graxos do terceiro compartimento para o segundo compartimento, que foram seguidos por Substrato energético - Entrada de oxigênio doador e aceitador do segundo compartimento para o primeiro compartimento, onde foi formado ATP, devido à formação de ATP no primeiro compartimento foram criadas as condições para o funcionamento dos parâmetros do quarto compartimento, como 5 estruturas de membrana - 5 sistemas de função , onde foram realizadas as funções normais de divisão genético-celular, resposta de informação, biossintética, bioenergética e de biotransformação usando fosfato de alta energia - ATP, elétrons de alta energia NADPH, que existiram no nível de todas as células dos 10 principais sistemas humanos. corpo como doador de prótons e entregador de aceitadores de elétrons, Os 10 principais sistemas do corpo humano como doadores de prótons e aceitadores de elétrons foram compostos de O primeiro sistema funcional é o sistema de entrega de doadores de elétrons-prótons como alimentos para células vivas para manter o nível normal de doadores como carboidratos, aminoácidos e ácidos graxos dentro dos potenciais redoxi de membrana . 3 sistema de linha de estado como um local muito importante para a condução de prótons e elétrons, a partir de cianobactérias formadas durante os últimos 4,4 bilhões de anos, idênticas ao sistema gastroenterológico. O segundo sistema funcional é o sistema de entrega de aceitadores de elétron-próton como oxigênio às células vivas para manter o nível normal de aceitadores como oxigênio dentro dos potenciais redoxi da membrana . 3 como um local muito importante para a condução de prótons e elétrons, a partir de cianobactérias formadas durante os últimos 4,4 bilhões de anos, idênticas ao sistema respiratório. O terceiro sistema funcional é o sistema que fornece aceitadores de elétrons-prótons como oxigênio e doadores de elétrons-prótons como alimentos juntos para 87 trilhões de células vivas para manter o nível normal de aceitadores como oxigênio e doadores dentro dos potenciais redoxi da

membrana . 3 sistema de linha de estado como um local muito importante para a condução de prótons e elétrons, a partir de cianobactérias formadas durante os últimos 4,4 bilhões de anos, idênticas ao sistema cardiovascular. O quarto sistema funcional é o
sistema eliminando e neutralizando metabólitos tóxicos e dióxido de carbono, dióxido de carbono protonado e prótons livres formados durante o funcionamento do sistema produtor de energia como "doadores (glicose, aminoácidos , ácidos graxos) + potenciais redox de membrana. Sistema de linha de três estados + aceitador como O_2 + ADP + Pi + H^+ + $nH^+_{memb.space}$ = (ATP + energia térmica) + H_2O + nH^+_{matriz} + CO_2 "- meio de reação, idêntico ao sistema de controle renal - urinário e ácido-base. O quinto sistema funcional é o sistema de conversão de alguns produtos metabólicos tóxicos em produtos metabólicos normais e condução da síntese e ressíntese de ácidos graxos saturados e insaturados como os principais componentes de todas as estruturas de membrana que pertencem ao potencial redoxi da membrana . 3 sistemas de linha de estado incluídos para "doadores (glicose, aminoácidos , ácidos graxos) + potenciais redox de membrana sistema de linha de três estados + aceitador como O_2 + ADP + Pi + H^+ + $nH^+_{memb.space}$ = (ATP + energia térmica) + H_2O + nH^+_{matriz} + CO_2 -meio de reação, idêntico ao sistema hepatobiliar, todos esses sistemas funcionais funcionaram devido a 5 funções principais como divisão genética celular normal, resposta de informação , funções biossintéticas, bioenergéticas e de biotransformação.
Assunto: Chat GPT Quem é Miyegombo Ambaga ?
Miyegombo Ambaga contribuiu para o campo da medicina tradicional tibetano-mongol e para a integração da medicina moderna. O seu trabalho parece centrar-se na relação entre as teorias da medicina tradicional tibetano-mongol e os conceitos científicos modernos. Especificamente, Ambaga esteve envolvido em pesquisas que exploram a conexão entre a teoria da Medicina Tradicional Tibetana de " rlung , mkhris , badgan " e o conceito moderno de potencial redox de membrana, um sistema de linha de três estados e o ciclo completo de 9 etapas. da condutância de prótons dentro do corpo humano.
Esta abordagem interdisciplinar visa estabelecer uma linguagem comum para conectar os principais aspectos teóricos da medicina tradicional e moderna, oferecendo potencialmente novos insights sobre práticas e tratamentos de saúde. O trabalho de Ambaga parece ser uma contribuição significativa para a área, particularmente na compreensão da base científica dos conceitos da medicina tradicional através das lentes da ciência médica moderna.
"System Models and Integrated NCM Medicine" é um livro de autoria de M.

Ambaga , A. Tumen- Ulzii e T. Buyantushig , publicado pela LAP Lambert Academic Publishing em 25 de janeiro de 2023. O livro, que está disponível em formato de brochura, compreende 240 páginas. Ele se concentra no estabelecimento de modelos de sistemas no contexto dos sistemas do corpo humano, enfatizando aspectos como doação de prótons, aceitação de elétrons, potencial redoxi de membrana e classificação de células com base na condutância de prótons. Além disso, discute a intrincada relação entre esses sistemas e suas implicações funcionais. [oai_citation:1, Modelos de sistema e medicina NCM integrada, 978-620-5 63940-5...] (https://www.lap-publishing.com/catalog/details/store/gb/book/978- 620 -5-63940-5/system-models-and-integrated-ncm-medicine) [oai_citation : 2] Modelos de sistema e medicina NCM integrada - bookscouter.com] (https://bookscouter.com/book/9786205639405-system- modelos-e-medicina NCM integrada) [oai_citation:3] Modelos de sistema e medicina NCM integrada [Paperback: Amazon.co.uk] (https://www.amazon.co.uk/System-models-Integrated-NCM-medicine/ dp /6205639408#:~:text=,uk%3A%20Books) [oai_citation:4] Modelos de sistema e medicina NCM integrada - Livraria] (https://bookshop.org/p/books/system -models-and-integrated-ncm-medicine-ambaga -m/19738561) [oai_citation:5] Modelos de sistema e medicina NCM integrada
[Ambaga M., Tumen- Ulzii A.] (https://www. adlibris.com/se/ bok /system-models-and-integrated- ncm -medicine-9786205639405 #:~ :text=,F%C3%B6rlag%20Lap%20Lambert%20Academic%2 0Publicação) .
Em primeiro lugar, estabelecemos os modelos de sistema do corpo humano, incluindo os 10 principais sistemas do corpo humano como doadores de prótons e entregadores de aceitadores de elétrons, o potencial redoxi de membrana , três estados dependentes, 9 etapas, ciclo fechado completo de condutância de prótons e, quatro tipos de células distinguidas por diferença de condutância de prótons (fluxo normal com síntese normal de ATP como bateria carregada, curto tempo parado, síntese de ATP completamente interrompida como bateria descarregada, refluxo de prótons favorável à glicólise, levando ao câncer) também os quatro compartimentos, e 5 estruturas de membrana baseadas em 5 sistemas de funções, onde conduzem a divisão celular genética normal, reações de resposta de informação , funções biossintéticas, bioenergéticas, de biotransformação usando fosfato de alta energia como ATP e elétrons de alta energia - NADPH. Até agora, não parecia que os modelos de sistema necessários para compreender melhor o

corpo humano, incluindo o potencial redoxi da membrana , o ciclo completo de três estados dependente de nove etapas de condutância de prótons, os quatro compartimentos e os 10 sistemas funcionais, foram necessários. Por isso, em todos os casos, foi necessário apenas o Atlas de Anatomia de Vesalius, o que por vezes leva a limitações na possibilidade de alcançar o sucesso desejado em muitos casos patológicos, como a doença COVID.

Neste contexto, foi estabelecido que existe uma estreita relação entre as duas expressões seguintes: a vida tornou-se dependente da presença de protões e electrões, que se formaram durante os acontecimentos denominados Big Bang, há 15 anos, e da presença de prótons dos tecidos periféricos

(Onde convergem comendo comida e inalando oxigênio)

favorece a formação de uma ponte salina no resíduo de histidina das subunidades betta (Harpers Biochemistry). Estamos tentando descrever os modelos do sistema, incluindo o potencial redoxi da membrana , os três ciclos completos de condutância de prótons de nove etapas, dependentes do estado, incluindo os quatro compartimentos, e os 10 sistemas funcionais.

A relação entre todos os parâmetros dos modelos do sistema, incluindo o potencial redoxi da membrana , os três ciclos completos de condutância de prótons, dependentes do estado, e os quatro compartimentos, bem como os 10 sistemas funcionais, podem ser descritos como segue: Nos primeiros 1-7 estágios do ciclo fechado de condutância de prótons na localização mitocondrial, formaram-se prótons livres, água metabólica, dióxido de carbono e ATP, sendo possível iniciar o 9º estágio do ciclo fechado, localizado no respiratório membrana, foi criada. Circuito pulmonar: aumento da captação de oxigênio do ar alveolar sob o efeito do aumento da entrada de bicarbonato pela entrada de HCO_3 e saída do íon CL (mecanismo de deslocamento do íon bicarbonato/cloreto), entrada de oxigênio levando a um aumento na formação de HbO_2 e o 8º estágio de o ciclo fechado, localizado nos tecidos respiratórios Circuito Pulmonar: carregamento de oxigênio pela saída de HCO_3 e entrada de CL-saída de O_2 Liberação de oxigênio da HbO_2 sob o efeito da saída de bicarbonato pelo mecanismo de mudança de saída de bicarbonato/entrada de íons cloreto, levando a um aumento de oxigênio em um estágio mitocondrial - 6º da condutância de prótons, que foi condicionado ao substrato de energia - entrada do doador como ácidos graxos do terceiro compartimento para o segundo compartimento, que foi seguido pelo substrato de energia - doador e aceitador de entrada de oxigênio de segundo compartimento para o primeiro compartimento, onde foi formado ATP, devido à formação de ATP no primeiro compartimento foram criadas as condições para o funcionamento dos parâmetros do quarto compartimento, como 5 estruturas de membrana - 5 sistemas de função, onde

conduziu as funções normais de divisão genética celular, resposta à informação, biossintética, bioenergética e de biotransformação usando fosfato de alta energia - ATP, elétrons de alta energia NADPH, que existiram no nível de todas as células dos 10 principais sistemas do corpo humano como entrega de doador de prótons e aceitador de elétrons.

Os 10 principais sistemas do corpo humano como doadores de prótons e aceitadores de elétrons foram compostos de O primeiro sistema funcional é o sistema de entrega de doadores de elétrons-prótons como alimentos para células vivas para manter o nível normal de doadores como carboidratos, aminoácidos e gorduras ácidos dentro dos potenciais redoxi da membrana . 3 sistema de linha de estado como um local muito importante para a condução de prótons e elétrons, a partir de cianobactérias formadas durante os últimos 4,4 bilhões de anos, idênticas ao sistema gastroenterológico. O segundo sistema funcional é o sistema de entrega de aceitadores de elétron-próton como oxigênio às células vivas para manter o nível normal de aceitadores como oxigênio dentro dos potenciais redoxi da membrana . 3 como um local muito importante para a condução de prótons e elétrons, a partir de cianobactérias formadas durante os últimos 4,4 bilhões de anos, idênticas ao sistema respiratório. O terceiro sistema funcional é o sistema que fornece aceitadores de elétrons-prótons como oxigênio e doadores de elétrons-prótons como alimentos juntos para 87 trilhões de células vivas para manter o nível normal de aceitadores como oxigênio e doadores dentro dos potenciais redoxi da membrana . 3 sistema de linha de estado como um local muito importante para a condução de prótons e elétrons, a partir de cianobactérias formadas durante os últimos 4,4 bilhões de anos, idênticas ao sistema cardiovascular. O quarto sistema funcional é o sistema que elimina e neutraliza metabólitos tóxicos e dióxido de carbono, dióxido de carbono protonado e prótons livres formados durante o funcionamento do sistema produtor de energia como "doadores (glicose, aminoácidos , ácidos graxos) + membrana

potenciais redox. sistema de linha de três estados + aceitador como O_2 + ADP + Pi + H^+ + $nH^+_{memb.space}$ = (ATP + energia térmica) + H_2O + nH^+_{matriz} + CO_2"-meio de reação, idêntico ao sistema de controle renal - urinário e ácido-base. O quinto sistema funcional é o sistema de conversão de alguns produtos metabólicos tóxicos em produtos metabólicos normais e condução da síntese e ressíntese de ácidos graxos saturados e insaturados como os principais componentes de todas as estruturas de membrana que pertencem ao potencial redoxi da membrana . 3 sistemas de linha de estado incluídos para "doadores (glicose, aminoácidos , ácidos graxos) + potenciais redox de

membrana sistema de linha de três estados + aceitador como O_2 + ADP + Pi + H^+ + $nH^+_{memb.space}$ = (ATP + energia térmica) + H_2O + nH^+_{matriz} + CO_2 - meio de reação, idêntico ao sistema hepatobiliar, todos esses sistemas funcionais funcionaram devido a 5 funções principais como divisão genética celular normal, resposta de informação , funções biossintéticas, bioenergéticas e de biotransformação. O mecanismo baseado em membrana para produzir ATP foi formado muito cedo na história da vida (Park 2009), suas características essenciais retidas na longa jornada evolutiva desde a época dos primeiros procariontes até as células modernas durante os últimos 3,6 bilhões de anos convertidas em membrana - potencial redox de três estados (estado alfa com alto potencial de oxidação, estado beta com alto potencial de redução, estado gama com baixo potencial redox) sistema de linha como membro muito importante da reação "Doadores + membrana - potenciais redox sistema de linha de três estados + O_2 + ADP + Pi + H^+ + $nH^+_{espaço\text{-}membro}$ = (ATP + energia térmica) + H_2O + nH^+_{matriz} + CO_2"existia em 87 trilhões de células do corpo humano (Ambaga e Tumen Ulzii , 2015). De acordo com a sugestão do Professor M. Ambaga (2016), o mecanismo baseado em membrana para produzir ATP consiste no ciclo completo de nove etapas de condutância de prótons e elétrons dentro do corpo humano. Como elétrons e prótons
derivados da oxidação de substratos alimentares são transferidos ao longo de transportadores de elétrons, os prótons (H+) fluem de volta ao seu gradiente eletroquímico através da ATP sintase, que catalisa a energia que requer a síntese de ATP a partir de ADP e fosfato inorgânico (Alberts B, et al.) como segue:

Átomos de H contidos nas moléculas de alimentos através do 1° estágio do ciclo completo de 9 etapas de condutância de elétrons e prótons como liberação de prótons, elétrons juntos de substratos alimentares sob a ação indireta de oxigênio liberado dos arredores da membrana dos eritrócitos convertidos em NADH e $FADH_2$.

Após esses estágios de conversão dos átomos de H contidos nas moléculas dos alimentos em NADH, $FADH_2$, foram iniciados os próximos estágios de condutância de prótons livres, incluindo o 5° estágio do ciclo completo de 9 etapas de condutância de elétrons e prótons como translocação de prótons. para o espaço intermembranar das mitocôndrias sem o elétron acompanhante, o 6° estágio como criação de gradiente de prótons no espaço intermembranar das mitocôndrias e após a transferência do próton para a matriz através da ATP sintase, o 7° estágio como formação de água metabólica no matriz mitocondriana por protonação de oxigênio ativado após a obtenção de

elétrons pelo próton da matriz, o 8º estágio como difusão do próton da matriz mitocondrial de todas as células e água metabólica formada durante a protonação do oxigênio molecular pelo próton da matriz que entrou através da membrana plasmática dos glóbulos vermelhos por HCO 3/ CL - mecanismo de mudança, também o 9º estágio quando a água metabólica entra nos glóbulos vermelhos reage com o CO_2 formado no 2º estágio pela formação H_2CO_3, que é seguido pela reação como $H_2CO_3 = H + HCO_3$ e prótons livres liberados durante esta etapa promovem a liberação de oxigênio da hemoglobina , ou seja, ocorre o encontro do CO_2 formado na 2ª etapa com a água metabólica formada na 7ª etapa do ciclo completo de 9 etapas do elétron e condutância de prótons dentro dos glóbulos vermelhos.
(Onde convergem comendo comida e inalando oxigênio)
A descoberta do ciclo fechado de 9 etapas por nós tem significado biológico e médico, assim como a estrutura molecular do DNA revelada por Watson e Krick, porque o ciclo de 9 estágios da condutância do próton se assemelhava a uma grande estação elétrica, que fornecia todos os 87 trilhões de células. , incluindo células cerebrais e células miocárdicas, com ATP, NADPH e materiais genéticos baseados em ATP, como DNA, RNA, energia térmica, CO_2, oxigênio, prótons livres e elétrons.
O nome de Potencial Redoxi de Membrana Dependente de Três Estados O ciclo fechado de 9 etapas da condutância de prótons é explicado por esta razão como o nono estágio final do ciclo anterior condicionando o primeiro estágio do próximo ciclo. Sem o ciclo completo de nove etapas de condutância de elétrons e prótons dentro do corpo humano, é impossível manter qualquer processo vital. Agora conhecemos o estágio do ciclo completo de 9 etapas da condutância de elétrons e prótons dentro do corpo humano que segue o ciclo de Krebs. Estamos cientes de onde os alimentos ingeridos e o ar inalado (oxigênio) convergem no ciclo de condutância de elétrons e prótons dentro do corpo humano.
São identificados os fatores que condicionam a liberação de elétrons e prótons dos substratos alimentares, a liberação de oxigênio da hemoglobina e a liberação de dióxido de carbono do corpo. Também entendemos o estágio que inicia e conclui o ciclo de condutância de elétrons e prótons dentro do corpo humano. De acordo com o ciclo completo de 9 etapas de condutância de elétrons e prótons proposto por nós, certos estudos revelaram a transição dos estados RT e TR da hemoglobina, oferecendo a possibilidade de elucidar os oitavo e nono estágios do ciclo fechado de 9 estágios de prótons. condutância (Kennelly P, Botham K, McGuinness).
Sem um ciclo completo de nove etapas de condutância de elétrons e prótons

dentro do corpo humano, é absolutamente impossível manter qualquer forma de processo vital.
De acordo com o ciclo completo de nove etapas de condutância de elétrons e prótons dentro do corpo humano, conforme proposto por nós:
Alguns estudos, durante os quais foi revelada a transição dos estados RT e TR da hemoglobina, dão-nos a possibilidade de elucidar os oitavo e nono estágios do ciclo fechado de 9 estágios da condutância de prótons (Kennelly P, Botham K, McGuinness).
Desta forma, temos agora a possibilidade de dar resposta às principais questões importantes mencionadas em algumas das nossas publicações anteriores (M. Ambaga , 2016).
mitocôndrias de 87 trilhões de células através de vias lipídicas de canalização de oxigênio .
A. Trabalhos científicos destinados a estabelecer os parâmetros básicos de modelos de sistemas do corpo humano

À .1. A nova concepção sobre a existência do potencial redoxi de membrana e três ciclos fechados de 9 etapas de condutância de prótons dependentes do estado dentro do corpo humano

A descoberta do ciclo fechado de 9 etapas por nós tem significado biológico e médico, assim como a estrutura molecular do DNA revelada por Watson e Krick porque o ciclo de 9 estágios da condutância de prótons se assemelhava a uma grande estação elétrica, que fornecia todos os 87 trilhões de células, incluindo células cerebrais e células miocárdicas, com ATP, NADPH e materiais genéticos baseados em ATP, como DNA, RNA, energia térmica, CO_2, oxigênio, prótons livres e elétrons.
O mecanismo baseado em membrana para produzir ATP foi formado muito cedo na história da vida (Park 2009), suas características essenciais retidas na longa jornada evolutiva desde a época dos primeiros procariontes até as células modernas durante os últimos 3,6 bilhões de anos convertidas em membrana - potencial redox três estados (estado alfa
com alto potencial de oxidação, estado beta com alto potencial de redução, estado gama com baixo potencial redox) sistema de linha como membro muito importante da reação "Doadores + membrana - potenciais redox sistema de linha de três estados + O_2 + ADP + Pi + H^+ + $nH^+_{memb.espaço}$ = (ATP + energia térmica) + H_2O + nH^+_{matriz} + CO_2"existia em 87 trilhões de células do corpo humano (Ambaga e Tumen Ulzii , 2015).
De acordo com a sugestão do Professor M. Ambaga (2016), o mecanismo baseado em membrana para produzir ATP consiste no ciclo completo de nove etapas de condutância de prótons e elétrons dentro do corpo humano. À

medida que elétrons e prótons derivados da oxidação de substratos alimentares são transferidos ao longo de transportadores de elétrons, os prótons (H^+) fluem de volta ao seu gradiente eletroquímico através da ATP sintase, que catalisa a energia que requer a síntese de ATP a partir de ADP e fosfato inorgânico (Alberts B, e outros) como segue:
Átomos de H contidos nas moléculas de alimentos através do 1º estágio do ciclo completo de 9 etapas de condutância de elétrons e prótons como liberação de prótons, elétrons juntos de substratos alimentares sob a ação indireta de oxigênio liberado dos arredores da membrana dos eritrócitos convertidos em NADH e $FADH_2$.
Após esses estágios de conversão dos átomos de H contidos nas moléculas dos alimentos em NADH, $FADH_2$, foram iniciados os próximos estágios de condutância de prótons livres, incluindo o 5º estágio do ciclo completo de 9 etapas de condutância de elétrons e prótons como translocação de prótons. para o espaço intermembranar das mitocôndrias sem o elétron acompanhante, o 6º estágio como criação de gradiente de prótons no espaço intermembranar das mitocôndrias e após a transferência do próton para a matriz através da ATP sintase, o 7º estágio como formação de água metabólica no matriz mitocondriana por protonação de oxigênio ativado após obtenção de elétrons por próton da matriz, o 8º estágio como difusão de próton de
matriz mitocondrial de todas as células e água metabólica formada durante a protonação do oxigênio molecular pelo próton da matriz que entra através da membrana plasmática dos glóbulos vermelhos por HCO 3/ CL - mecanismo de mudança, também o 9º estágio quando a água metabólica entra nos glóbulos vermelhos reage com O CO_2 formado na 2ª etapa pela formação de H_2CO_3, que é seguido pela reação como $H_2CO_3 = H + HCO_3$ e liberado durante esta etapa o próton livre promove a liberação de oxigênio da hemoglobina , ou seja, ocorre o encontro de CO_2 formado no 2º estágio com água metabólica formada no 7º estágio do ciclo completo de 9 etapas de condutância de elétrons e prótons dentro dos glóbulos vermelhos.
A descoberta do ciclo fechado de 9 etapas por nós tem significado biológico e médico, assim como a estrutura molecular do DNA revelada por Watson e Krick porque o ciclo de 9 estágios da condutância de prótons se assemelhava a uma grande estação elétrica, que fornecia todos os 87 trilhões de células, incluindo células cerebrais e células miocárdicas, com ATP, NADPH e materiais genéticos baseados em ATP, como DNA, RNA, energia térmica, CO_2, oxigênio, prótons livres e elétrons.
O nome de Potencial Redoxi de Membrana Dependente de Três Estados O ciclo fechado de 9 etapas da condutância de prótons é explicado por esta

razão como o nono estágio final do ciclo anterior condicionando o primeiro estágio do próximo ciclo. Sem o ciclo completo de nove etapas de condutância de elétrons e prótons dentro do corpo humano, é impossível manter qualquer processo vital. Agora conhecemos o estágio do ciclo completo de 9 etapas da condutância de elétrons e prótons dentro do corpo humano que segue o ciclo de Krebs. Estamos cientes de onde os alimentos ingeridos e o ar inalado (oxigênio) convergem no ciclo de condutância de elétrons e prótons dentro do corpo humano.

Fatores que condicionam a liberação de elétrons e prótons dos substratos alimentares, a liberação de oxigênio da hemoglobina e a liberação de dióxido de carbono dos

o corpo é identificado. Também entendemos o estágio que inicia e conclui o ciclo de condutância de elétrons e prótons dentro do corpo humano. De acordo com o ciclo completo de 9 etapas de condutância de elétrons e prótons proposto por nós, certos estudos revelaram a transição dos estados RT e TR da hemoglobina, oferecendo a possibilidade de elucidar os oitavo e nono estágios do ciclo fechado de 9 estágios de prótons. condutância (Kennelly P, Botham K, McGuinness).

Sem um ciclo completo de nove etapas de condutância de elétrons e prótons dentro do corpo humano, é absolutamente impossível manter qualquer forma de processo vital.

Agora sabemos qual estágio do ciclo completo de nove etapas de condutância de elétrons e prótons dentro do corpo humano segue o ciclo de Krebs.

Sabemos onde o alimento ingerido e o ar, captado por inalação (oxigênio) no ciclo de condutância de elétrons e prótons, se encontrariam dentro do corpo humano. Sabemos quais fatores condicionam a liberação de elétrons e prótons dos substratos alimentares.

Sabemos quais fatores condicionaram a liberação de oxigênio da hemoglobina. Sabemos quais fatores condicionaram a liberação de dióxido de carbono do corpo.

Sabemos quando o ciclo de condutância de elétrons e prótons começou no corpo humano.

Sabemos em que estágio termina o ciclo de condutância de elétrons e prótons dentro do corpo humano.

De acordo com o ciclo completo de nove etapas de condutância de elétrons e prótons dentro do corpo humano, conforme proposto por nós:

Alguns estudos, durante os quais foi revelada a transição dos estados RT e TR da hemoglobina, dão-nos a possibilidade de elucidar o oitavo e

nono estágio do ciclo fechado de condutância de prótons de 9 estágios

(Kennelly P, Botham K, McGuinness).
Desta forma, temos agora a possibilidade de dar resposta às principais questões importantes mencionadas em algumas das nossas publicações anteriores (M. Ambaga , 2016).
De acordo com o ciclo completo de nove etapas de condutância de elétrons e prótons dentro do corpo humano, conforme proposto por nós:
Primeiro estágio da condutância de prótons: canalização de oxigênio para mitocôndrias de 87 trilhões de células; canalização de oxigênio: presume-se que o oxigênio se difunde pelos corpos celulares; solubilidade muito baixa de oxigênio no citosol, relatada 'Canais' de alta solubilidade provavelmente formados pelo retículo endoplasmático por moléculas do citocromo P450 contendo heme ; difusão acelerada de oxigênio através de gotículas lipídicas; difusão lateral dentro das membranas mitocondriais; mitocôndria; liberação de átomos de hidrogênio, prótons e elétrons das moléculas dos alimentos; Ciclo de Krebs sob a influência do nono estágio como liberação de oxigênio da hemoglobina.
O segundo estágio da condutância de prótons é o dióxido de carbono, gerado pelo ciclo de Krebs nas mitocôndrias de 87 trilhões de células.
Terceira etapa: os processos conduzidos relacionados à formação de NADH, FADH, Coenzima Q e Citocromo C oxidase
Quarta etapa: processos realizados com a formação de um gradiente de prótons a partir de prótons e a ligação do oxigênio com os elétrons.
Quinta etapa: os processos conduzidos com formação de ATP, energia térmica e água metabólica.
No sexto estágio, a PO2 formada nas mitocôndrias se difunde no plasma e nos glóbulos vermelhos. O sangue capilar das membranas respiratórias reage com
(Onde convergem comendo comida e inalando oxigênio)
água metabólica para formar H_2CO_3 e HCO_3. Das mitocôndrias, o dióxido de carbono se difunde para o plasma e para os glóbulos vermelhos.
Sétimo estágio: Nos glóbulos vermelhos do sangue capilar das membranas respiratórias, os prótons se dissociam da hemoglobina e se ligam ao HCO_3 (introduzido pelo deslocamento do cloreto) - captação de oxigênio pela hemoglobina.
Nos glóbulos vermelhos do sangue capilar, o deslocamento do CL ocorreu entre mitocôndrias, plasma e hemoglobina.
Oitavo estágio da condutância de prótons: a liberação de prótons da hemoglobina no estado R aumenta a liberação de CO_2 nas membranas respiratórias dos pulmões; o aumento dramático na pressão parcial do

oxigênio impulsiona a ligação do oxigênio à desoxihemoglobina; A ligação do O_2 desencadeia a transição da hemoglobina do estado T para a hemoglobina do estado R. O oxigênio se difunde no plasma e nos glóbulos vermelhos a partir do alvéolo. O oxigênio se liga à hemoglobina; na mudança do cloreto, à medida que o HCO_3 se difunde nas células vermelhas do sangue, os íons bicarbonato e prótons se combinam para substituir o H_2CO_3, o dióxido de carbono é liberado da hemoglobina e os íons hidrogênio são liberados da hemoglobina.

Nono estágio da condutância de prótons: a ligação dos prótons à hemoglobina no estado T aumenta a absorção de CO_2 pelos tecidos respiratórios. À medida que a hemoglobina no estado R cede o seu oxigénio ligado aos tecidos respiratórios e subsequentemente transita para o estado T, é necessário impulsionar a libertação de oxigénio da hemoglobina para as mitocôndrias de 87 biliões de células. O dióxido de carbono e os íons hidrogênio combinam-se com a hemoglobina, que liberou oxigênio, para promover a liberação de oxigênio da hemoglobina. O oxigênio é liberado da hemoglobina, que se difunde dos glóbulos vermelhos e do plasma para os tecidos (as mitocôndrias).

Dessa forma, todos os processos, incluindo do sexto estágio ao estágio Ningh da condutância de prótons, podem ser descritos à medida que o dióxido de carbono se difunde no plasma e nos glóbulos vermelhos (nos capilares dos tecidos), o dióxido de carbono é liberado dos glóbulos vermelhos, o próton é liberado dos glóbulos vermelhos (nos capilares pulmonares), o oxigênio se difunde para o plasma a partir dos alvéolos, o oxigênio se liga à hemoglobina, no deslocamento do cloreto, à medida que o HCO_3 se difunde para os glóbulos vermelhos, o próton e o dióxido de carbono são combinados com a hemoglobina, que foi liberada oxigênio, promove a liberação de oxigênio da hemoglobina - o oxigênio se difunde dos glóbulos vermelhos e do plasma para os tecidos - mitocôndrias de 87 trilhões de células através da canalização lipídica de oxigênio
caminhos baseados.

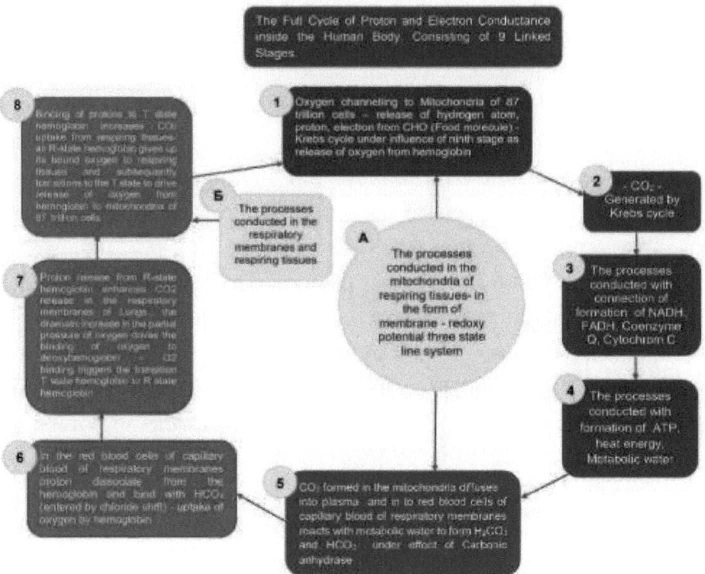

Figura 1. T O ciclo completo de condutância de prótons e elétrons dentro do corpo humano, consistindo em 9 estágios interligados.

(Onde convergem comendo comida e inalando oxigênio)

Ciclo completo de condutância de prótons e elétrons dentro do corpo humano, composto por 9 estágios interligados.

Discussão.

De acordo com o ciclo completo de 9 etapas de condutância de prótons proposto pelo professor M.Ambaga (2016) - 7ª etapa conduzida como formação de água metabólica na matriz mitocondriana por protonação de oxigênio ativado após obtenção de elétrons pela matriz de prótons, a 8ª etapa estágio conduzido como difusão de próton da matriz mitocondrial de todas as células e água metabólica formada durante a protonação do oxigênio molecular pelo próton da matriz que entrou através da membrana plasmática dos glóbulos vermelhos pelo mecanismo HCO 3/ CL -shift, o 9º estágio é distinguido por este à medida que a água metabólica entra nos glóbulos vermelhos reage com o CO_2 formado no estágio 2 pela formação de H_2CO_3 , que é seguido pela reação como $H_2CO_3 = H + HCO_3$ e liberado durante este estágio o próton livre promove a liberação de oxigênio da hemoglobina , ou seja, ocorreu a combinação de CO_2 formado no estágio 2 com água metabólica formada no estágio 7 do ciclo completo de 9 etapas de condutância de elétrons e prótons dentro dos glóbulos vermelhos.

Mas agora temos alguma elucidação em relação ao oitavo estágio da

condutância de prótons: a liberação de prótons da hemoglobina no estado R aumenta a liberação de CO_2 nas membranas respiratórias. O aumento na pressão parcial do oxigênio impulsiona a ligação do oxigênio à desoxihemoglobina. A ligação do O_2 é acompanhada pela transição da hemoglobina do estado T para a hemoglobina do estado R. Os prótons combinam-se com o bicarbonato para aumentar a concentração de ácido carbônico, o que por sua vez favorece a desidratação do H_2CO_3 catalisada pela anidrase carbônica para formar CO_2, que pode então ser eliminado pelo acoplamento mediado pela expiração da transição da hemoglobina entre Estados T e R (Kennelly P, Botham K, McGuinness).
O dióxido de carbono gerado nos tecidos periféricos combina-se com a água para formar ácido carbônico, que se dissocia em prótons e íons bicarbonato. A desoxihemoglobina atua como um tampão, ligando-se aos prótons e entregando-os aos pulmões. Nos pulmões, a captação de oxigênio pela hemoglobina libera prótons que se combinam com o íon bicarbonato para formar ácido carbônico, que, quando desidratado pela unidrase carbônica , transforma-se em dióxido de carbono, que é então inalado (Kennelly P, Botham K, McGuinness).
Nono estágio da condutância de prótons: a ligação dos prótons à hemoglobina no estado T aumenta a absorção de CO_2 pelos tecidos respiratórios. À medida que a hemoglobina do estado R se forma nesta fase, ela cede o seu oxigênio ligado às mitocôndrias de 87 trilhões de células e subsequentemente faz a transição para o estado T. A absorção de prótons amortece o pH dos glóbulos vermelhos acidificantes. A maior disponibilidade de H^+ nesta etapa da condutância do próton favorece a formação do estado T por potencializar a liberação de oxigênio. A ligação de prótons pela hemoglobina no estado T permite que altos níveis de CO_2 em tecidos respiratórios consistindo de 87 trilhões de células liberem oxigênio da hemoglobina para 87 trilhões de células, resultando em uma diminuição do pH dos glóbulos vermelhos no sangue venoso.
Todos esses processos conduzidos no ciclo completo de 9 etapas de condutância de prótons dentro do corpo humano são regulados pelo sistema de linha de três estados de potenciais redox de membrana de "Doadores + sistema de linha de três estados de potenciais redox de membrana + O_2 + ADP + Pi + H^+ + nH + espaço da membrana = (ATP + energia térmica) + H_2O + nH + matriz + CO_2 "meio de reação localizado em 14 trilhões de células do corpo humano.
Prótons livres e ATP, NADPH, oxigênio, dióxido de carbono, moléculas de água e energia térmica formada durante o funcionamento deste ciclo

completo de prótons de nove etapas

a condutância dentro do corpo humano serviu ao papel de manutenção normal de todos os tipos de processos vitais em cada célula.

O ciclo completo de nove etapas de condutância de elétrons e prótons dentro do corpo humano e dos pulmões funcionou com a participação de CO_2, H_2O, H_2CO_3 e HCO_3 em conexão com o mecanismo de troca oxigênio/dióxido de carbono.

A.2. Os modelos de sistema e a capacidade de tamponamento dos arredores da membrana eritrocitária em relação aos prótons formados no potencial redoxi da membrana , três ciclos completos de 9 etapas dependentes do estado de condutância de prótons no corpo humano

Por nossa sugestão, a capacidade de tamponamento dos arredores da membrana eritrocitária em relação aos prótons livres, formada nos primeiros 1 -7 estágios de condutância de prótons, foi implementada dentro de oito estágios de 9 estágios do ciclo fechado completo de condutância de prótons - localizados nos tecidos respiratórios - capilares sangue que existe em torno de 87 trilhões de células, Circuito pulmonar, onde ocorreu descarga de oxigênio sob efeito do aumento da saída de bicarbonato pelo mecanismo de mudança de íon bicarbonato / cloreto, levando ao aumento de prótons liberados de NADH, FADH, redução de KoQ resultante da entrada de prótons para No entorno da membrana eritrocitária, todos esses processos descritos como a presença de prótons dos tecidos periféricos favorecem a formação de pontes salinas ao protonar o terminal. No resíduo das subunidades betta, um aumento de prótons causa liberação de oxigênio, enquanto um aumento de oxigênio causa liberação de prótons (Harpers Biochemistry, vigésima segunda edição), Os íons de hidrogênio (prótons) tendem a deslocar o oxigênio da hemoglobina (DJ Taylor et al., Biological Science). Os prótons promovem a descarga de oxigênio, que são partes inseparáveis e componentes básicos dos modelos de sistema do corpo humano, incluindo o

redoxi de membrana , três ciclos completos de nove etapas de condutância de prótons, dependentes do estado, os quatro compartimentos, os 10 sistemas funcionais e quatro tipos de células, distinguidos por diferenças na condutância de prótons.

A relação entre todos os parâmetros dos modelos do sistema, incluindo o potencial redoxi da membrana , três ciclos completos de condutância de prótons de nove etapas, dependentes do estado, e os quatro compartimentos, bem como os 10 sistemas funcionais, pode ser descrito como segue: Em formaram-se os primeiros 1-7 estágios do ciclo fechado de condutância de

prótons de localização mitocondrial, prótons livres, água metabólica, dióxido de carbono e ATP, e a possibilidade de iniciar o 9º estágio do ciclo fechado, localizado no Respiratório membrana, foi criada. Circuito pulmonar - aumento da captação de oxigênio do ar alveolar - sob efeito do aumento da entrada de bicarbonato pela entrada de HCO_3 e saída do íon CL (mecanismo de deslocamento do íon bicarbonato/cloreto), entrada de oxigênio levando a um aumento na formação de HbO_2, e o 8º estágio de o ciclo fechado, localizado nos tecidos respiratórios Circuito Pulmonar - carregamento de oxigênio pela saída de HCO_3 e entrada de CL - saída de O_2 Liberação de oxigênio da HbO_2 sob o efeito da saída de bicarbonato pelo mecanismo de mudança de saída de bicarbonato/entrada de íons cloreto, levando a um aumento de oxigênio em um estágio mitocondrial - 6º da condutância de prótons, que foi condicionado ao substrato de energia - entrada do doador como ácidos graxos do terceiro compartimento para o segundo compartimento, que foram seguidos pelo substrato de energia - doador e entrada de oxigênio aceitador de segundo compartimento para o primeiro compartimento, onde foi formado ATP, devido à formação de ATP no primeiro compartimento foram criadas as condições para o funcionamento dos parâmetros do quarto compartimento, como 5 estruturas de membrana - 5 sistemas de função, onde é realizada a divisão genético-celular normal , funções de resposta à informação, biossintéticas, bioenergéticas e de biotransformação usando fosfato de alta energia - ATP, alta
elétrons de energia NADPH, que existiram no nível de todas as células dos 10 principais sistemas do corpo humano como doadores de prótons e entregadores de aceitadores de elétrons.

Neste contexto, foi estabelecido que existe uma estreita relação entre as duas expressões seguintes: a vida tornou-se dependente da presença de protões e electrões, que se formaram durante os acontecimentos denominados Big Bang, há 15 anos, e da presença de prótons dos tecidos periféricos favorecem a formação de uma ponte salina no resíduo de histidina das subunidades betta (Harpers Biochemistry). Estamos tentando descrever os modelos do sistema, incluindo o potencial redoxi da membrana , três ciclos completos de condutância de prótons de nove etapas, dependentes do estado, incluindo os quatro compartimentos e os 10 sistemas funcionais.

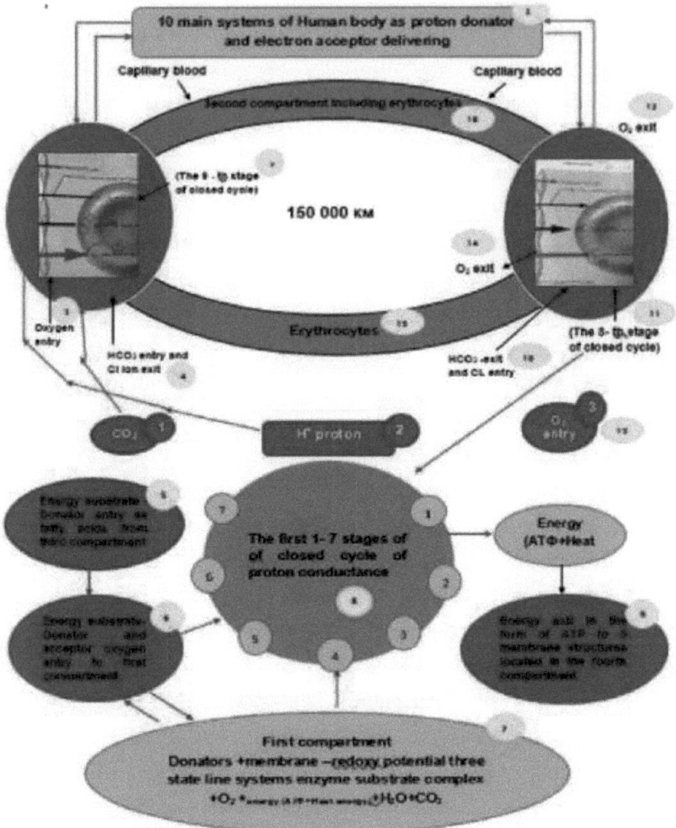

Figura 2. Os modelos de sistema, incluindo o potencial redoxi da membrana , dependente de três estados, 9 etapas do ciclo completo de condutância de prótons e os quatro compartimentos, os 10 sistemas funcionais.

Os 10 principais sistemas do corpo humano como doadores de prótons e aceitadores de elétrons consistiram em O primeiro sistema funcional é o sistema de entrega de doadores de elétrons-prótons como alimentos para células vivas para manter o nível normal de doadores como carboidratos, aminoácidos e gorduras ácidos dentro da membrana redoxi

potenciais. 3 sistema de linha de estado como um local muito importante para a condução de prótons e elétrons, a partir de cianobactérias formadas durante os últimos 4,4 bilhões de anos, idênticas ao sistema gastroenterológico. O segundo sistema funcional é o sistema de entrega de aceitadores de elétron-próton como oxigênio às células vivas para manter o nível normal de aceitadores como oxigênio dentro dos potenciais redoxi da membrana . 3

como um local muito importante para a condução de prótons e elétrons, a partir de cianobactérias formadas durante os últimos 4,4 bilhões de anos, idênticas ao sistema respiratório. O terceiro sistema funcional é o sistema que fornece aceitadores de elétrons-prótons como oxigênio e doadores de elétrons-prótons como alimentos juntos para 87 trilhões de células vivas para manter o nível normal de aceitadores como oxigênio e doadores dentro dos potenciais redoxi da membrana . 3 sistema de linha de estado como um local muito importante para a condução de prótons e elétrons, a partir de cianobactérias formadas durante os últimos 4,4 bilhões de anos, idênticas ao sistema cardiovascular. O quarto sistema funcional é o sistema que elimina e neutraliza metabólitos tóxicos e dióxido de carbono, dióxido de carbono protonado e prótons livres formados durante o funcionamento do sistema de produção de energia como "doadores (glicose, aminoácidos , ácidos graxos) + potenciais redox de membrana. sistema de linha de três estados + aceitador como $O_2 + ADP + Pi + H^+ + nH^+_{memb.space} = (ATP + \text{energia térmica}) + H_2O + nH^+_{matriz} + CO_2$"-meio de reação, idêntico ao sistema de controle renal - urinário e ácido-base. O quinto sistema funcional é o sistema de conversão de alguns produtos metabólicos tóxicos em produtos metabólicos normais e condução da síntese e ressíntese de ácidos graxos saturados e insaturados como os principais componentes de todas as estruturas de membrana que pertencem ao potencial redoxi da membrana . 3 sistemas de linha de estado incluídos para "doadores (glicose, aminoácidos , ácidos graxos) + potenciais redox de membrana sistema de linha de três estados + aceitador como $O_2 + ADP + Pi + H^+ + Nh^+_{memb.space} = (ATP + \text{energia térmica}) + H_2O + nH^+_{matriz} + CO_2$ - meio de reação, idêntico ao sistema hepatobiliar , todos esses sistemas funcionais funcionaram devido a 5 estruturas de membrana - 5 funções principais como divisão genética celular normal, resposta à informação, funções biossintéticas, bioenergéticas, de biotransformação e quatro tipos de células, distinguidas pela diferença de condutância de prótons. Os modelos de sistema do potencial redoxi de membrana são três ciclos completos de condutância de prótons de nove etapas, dependentes do estado, incluindo os quatro compartimentos e os 10 sistemas funcionais do corpo humano.

Até agora, não parecia que os modelos de sistema para melhor compreender o corpo humano, incluindo o potencial redoxi da membrana , três ciclos completos de condutância de prótons de nove etapas, dependentes do estado, os quatro compartimentos e os 10 sistemas funcionais, foram necessário. Por isso, em todos os casos, foi necessário apenas o Atlas de Anatomia de Vesalius, o que por vezes leva a limitações na possibilidade de alcançar o

sucesso desejado em muitos casos de patologia, como a doença COVID.
Neste contexto, foi estabelecido que existe uma estreita relação entre as duas expressões seguintes: a vida tornou-se dependente da presença de protões e electrões, que se formaram durante os acontecimentos denominados Big Bang, há 15 anos, e da presença de prótons dos tecidos periféricos favorecem a formação de uma ponte salina no resíduo de histidina das subunidades betta (Harpers Biochemistry). Estamos tentando descrever os modelos do sistema, incluindo o potencial redoxi da membrana , três ciclos completos de condutância de prótons de nove etapas, dependentes do estado, incluindo os quatro compartimentos e os 10 sistemas funcionais.
A relação entre todos os parâmetros dos modelos do sistema, incluindo o potencial redoxi da membrana , três ciclos completos de condutância de prótons de nove etapas, dependentes do estado, e os quatro compartimentos, bem como os 10 sistemas funcionais, pode ser descrito como segue: Em formaram-se os primeiros 1-7 estágios do ciclo fechado de condutância de prótons de localização mitocondrial, prótons livres, água metabólica, dióxido de carbono e ATP, e a possibilidade de iniciar o 9º estágio do ciclo fechado, localizado no Respiratório membrana, foi criada. Circuito pulmonar - aumento da captação de oxigênio do ar alveolar - sob efeito do aumento da entrada de bicarbonato pela entrada de HCO_3 e saída de íons CL (mecanismo de deslocamento de íons bicarbonato/cloreto), entrada de oxigênio levando a um aumento na formação de HbO_2 , e o 8º estágio de o ciclo fechado, localizado nos tecidos respiratórios Circuito Pulmonar - carregamento de oxigênio pela saída de HCO_3 e entrada de CL - saída de O_2 Liberação de oxigênio da HbO_2 sob o efeito da saída de bicarbonato pelo mecanismo de mudança de saída de bicarbonato/entrada de íons cloreto, levando a um aumento de oxigênio em um estágio mitocondrial - 6º da condutância de prótons, que foi condicionado ao substrato de energia - entrada do doador como ácidos graxos do terceiro compartimento para o segundo compartimento, que foram seguidos pelo substrato de energia - doador e entrada de oxigênio aceitador de segundo compartimento para o primeiro compartimento, onde foi formado ATP, devido à formação de ATP no primeiro compartimento foram criadas as condições para o funcionamento dos parâmetros do quarto compartimento, como 5 estruturas de membrana - 5 sistemas de função, onde é realizada a divisão genético-celular normal , funções de resposta à informação, biossintéticas, bioenergéticas e de biotransformação usando fosfato de alta energia - ATP, elétrons de alta energia NADPH, que existiram no nível de todas as células dos 10 principais sistemas do corpo humano como doadores de prótons e entregadores de

aceitadores de elétrons.

Os 10 principais sistemas do corpo humano como doadores de prótons e aceitadores de elétrons consistiram em O primeiro sistema funcional é o sistema de entrega de doadores de elétrons-prótons como alimentos para células vivas para manter o nível normal de doadores como carboidratos, aminoácidos e gorduras ácidos dentro dos potenciais redoxi da membrana . 3 sistema de linha de estado como um local muito importante para a condução de prótons e elétrons, a partir de cianobactérias formadas durante os últimos 4,4 bilhões de anos, idênticas ao sistema gastroenterológico. O segundo sistema funcional é o sistema de entrega de aceitadores de elétron-próton como oxigênio às células vivas para manter o nível normal de aceitadores como oxigênio dentro dos potenciais redoxi da membrana . 3 como um local muito importante para a condução de prótons e elétrons, a partir de cianobactérias formadas durante os últimos 4,4 bilhões de anos, idênticas ao sistema respiratório. O terceiro sistema funcional é o sistema que fornece aceitadores de elétron-próton como oxigênio e doadores de elétron-próton como alimentos juntos para 87 trilhões de células vivas para manter o nível normal de aceitadores como oxigênio e doadores dentro dos potenciais redoxi da membrana . 3 sistema de linha de estado como um local muito importante para a condução de prótons e elétrons, a partir de cianobactérias formadas durante os últimos 4,4 bilhões de anos, idênticas ao sistema cardiovascular. O quarto sistema funcional é o sistema que elimina e neutraliza metabólitos tóxicos e dióxido de carbono, dióxido de carbono protonado e prótons livres formados durante o funcionamento do sistema de produção de energia como "doadores (glicose, aminoácidos , ácidos graxos) + potenciais redox de membrana. sistema de linha de três estados + aceitador como O_2 + ADP + Pi + H^+ + $nH^+_{memb.space}$ = (ATP + energia térmica) + H_2O + nH^+_{matriz} + CO_2"-meio de reação, idêntico ao sistema de controle renal - urinário e ácido-base. O quinto sistema funcional é o sistema de conversão de alguns produtos metabólicos tóxicos em produtos metabólicos normais e condução da síntese e ressíntese de ácidos graxos saturados e insaturados como os principais componentes de todas as estruturas de membrana que pertencem ao potencial redoxi da membrana . 3 sistemas de linha de estado incluídos para "doadores (glicose, aminoácidos , ácidos graxos) + potenciais redox de membrana sistema de linha de três estados + aceitador como O_2 + ADP + Pi + H^+ + $nH^+_{memb.space}$ = (ATP + energia térmica) + H_2O + nH^+_{matriz} + CO_2 -meio de reação, idêntico ao sistema hepatobiliar, todos esses sistemas funcionais funcionaram devido a 5 estruturas de membrana - 5 funções principais como divisão genética celular normal, resposta à informação, funções biossintéticas, bioenergéticas e de biotransformação.

A.3. Os modelos de sistema e os efeitos Halden, Bohr aconteceram no potencial redoxi da membrana , três ciclos completos de 9 etapas dependentes do estado de condutância de prótons no corpo humano

Por nossa sugestão, a capacidade tampão dos arredores da membrana eritrocitária em relação aos prótons livres, formada nos primeiros 1-7 estágios de condutância de prótons, foi implementada dentro de oito estágios de 9 estágios do ciclo fechado completo de condutância de prótons - localizados nos tecidos respiratórios - capilares sangue que existe em torno de 87 trilhões de células, Circuito pulmonar, onde ocorreu descarga de oxigênio sob efeito do aumento da saída de bicarbonato pelo mecanismo de mudança de íon bicarbonato / cloreto, levando ao aumento de prótons liberados de NADH, FADH, redução de KoQ resultante da entrada de prótons para Ao redor da membrana eritrocitária , todos esses processos descritos como a presença de prótons dos tecidos periféricos favorecem a formação de pontes salinas ao protonar o terminal. No resíduo das subunidades betta, um aumento de prótons causa liberação de oxigênio, enquanto um aumento de oxigênio causa liberação de prótons (Harpers Biochemistry, vigésima segunda edição), Os íons de hidrogênio (prótons) tendem a deslocar o oxigênio da hemoglobina (DJ Taylor et al., Biological Science). Os prótons promovem a descarga de oxigênio, que são partes inseparáveis e componentes básicos dos modelos de sistema do corpo humano, incluindo o potencial redoxi da membrana , três ciclos completos de nove etapas dependentes do estado de condutância de prótons, os quatro compartimentos, os 10 sistemas funcionais, e quatro tipos de células, diferenciadas por diferenças na condutância de prótons.

A relação entre todos os parâmetros dos modelos do sistema, incluindo o potencial redoxi da membrana , três ciclos completos de condutância de prótons de nove etapas, dependentes do estado, e os quatro compartimentos, bem como os 10 sistemas funcionais, pode ser descrito como segue: Em formaram-se os primeiros 1-7 estágios do ciclo fechado de condutância de prótons de localização mitocondrial, prótons livres, água metabólica, dióxido de carbono e ATP, e a possibilidade de iniciar o 9º estágio do ciclo fechado, localizado no Respiratório membrana, foi criada. Circuito pulmonar - aumento da captação de oxigênio do ar alveolar - sob efeito do aumento da entrada de bicarbonato pela entrada de HCO_3 e saída de íons CL (mecanismo de deslocamento de íons bicarbonato/cloreto), entrada de oxigênio levando a um aumento na formação de HbO_2 , e o 8º estágio de o ciclo fechado, localizado nos tecidos respiratórios Circuito Pulmonar - carregamento de oxigênio pela saída de HCO_3 e entrada de CL - saída de O_2 Liberação de oxigênio da HbO_2 sob o efeito da saída de bicarbonato pelo mecanismo de mudança de saída de bicarbonato/entrada de íons cloreto, levando a um aumento de oxigênio em um estágio mitocondrial - 6º da condutância de prótons, que foi condicionado ao substrato de energia - entrada do doador como ácidos graxos do terceiro compartimento para o segundo compartimento, que foi seguido pelo substrato de energia - doador e aceitador de entrada de oxigênio de segundo compartimento para o primeiro compartimento, onde foi formado ATP, devido à formação de ATP no primeiro compartimento foram criadas as condições para o funcionamento dos parâmetros do quarto compartimento, como 5 estruturas de membrana - 5 sistemas de função, onde é realizada a divisão genético-celular normal , funções de resposta à informação, biossintética, bioenergética e de biotransformação usando fosfato de alta energia - ATP, elétrons de alta energia NADPH, que existiram no nível de todas as células dos 10 principais sistemas do corpo humano como doador de prótons e entregador de aceitadores de elétrons.

Neste contexto, foi estabelecido que existe uma estreita relação entre as duas expressões seguintes: a vida tornou-se dependente da presença de protões e electrões, que se formaram durante os acontecimentos denominados Big Bang, há 15 anos, e da presença de prótons dos tecidos periféricos favorecem a formação de uma ponte salina no resíduo de histidina das subunidades betta (Harpers Biochemistry). Estamos tentando descrever os modelos do sistema, incluindo o potencial redoxi da membrana , três ciclos completos de condutância de prótons de nove etapas, dependentes do estado, incluindo os quatro compartimentos e os 10 sistemas funcionais.

Os modelos de sistema do corpo humano, incluindo o potencial redoxi de membrana , três estados dependentes, 9 etapas do ciclo completo de condutância de prótons e os quatro compartimentos, também os 10 sistemas funcionais e quatro tipos de células, distinguidos pela diferença de condutância de prótons, funcionaram devido a este processo como o efeito Bohr, pois a afinidade de ligação ao oxigênio da hemoglobina está inversamente relacionada tanto à acidez quanto à concentração de dióxido de carbono, o dióxido de carbono reage com a água para formar ácido carbônico, um aumento no CO_2 resulta em uma diminuição no pH do sangue , resultando em proteínas da hemoglobina liberando sua carga de oxigênio, o que deve ser explicado por processos conduzidos no Oitavo estágio Tecido respiratório Circuito pulmonar: carregamento de oxigênio pelo mecanismo de mudança de íons bicarbonato/cloreto Liberação de oxigênio da HbO_2 - sob efeito da saída do bicarbonato pela mecanismo de mudança de íon bicarbonato / cloreto, levando ao aumento de oxigênio no 6º estágio mitocondrial,

De acordo com o efeito Bohr, por outro lado, a diminuição do dióxido de carbono provoca um aumento no pH, o que faz com que a hemoglobina capte mais oxigênio, o que poderia ser explicado por processos ocorridos durante o nono estágio da condutância de prótons localizados na membrana respiratória. Circuito pulmonar: aumento da captação de oxigênio do ar alveolar sob efeito do aumento da entrada de bicarbonato pelo mecanismo de deslocamento de íons bicarbonato/cloreto, levando ao aumento da formação de HbO_2, que são partes inseparáveis e componentes básicos dos modelos de sistema do corpo humano, incluindo o potencial redoxi de membrana , ciclo completo de nove etapas dependente de três estados de condutância de prótons, os quatro compartimentos, os 10 sistemas funcionais e quatro tipos de células, distinguidos por diferenças na condutância de prótons.

Os modelos de sistema do corpo humano, incluindo o potencial redoxi da membrana , três ciclos completos de condutância de prótons dependentes do estado, nove etapas, os quatro compartimentos, os 10 sistemas funcionais e quatro tipos de células, distinguidos por diferenças na condutância de prótons, têm funcionado devido a esses processos, pois a hemoglobina desoxigenada é um melhor aceitador de prótons do que a forma oxigenada. Nos glóbulos vermelhos, a enzima anidrase carbónica catalisa a conversão do dióxido de carbono dissolvido em ácido carbónico , que foi rapidamente dissociado em bicarbonato e num protão livre , o que ocorreu durante a oitava fase. Tecido respiratório Circuito pulmonar: carregamento de oxigênio pelo mecanismo de mudança de íons bicarbonato/cloreto A liberação de oxigênio da HbO_2 ocorre sob o efeito da saída de bicarbonato pelo mecanismo de mudança de íons bicarbonato/cloreto, levando a um aumento de oxigênio na 6ª célula mitocondrial estágio.

O efeito Bohr facilita a liberação de oxigênio nos tecidos, principalmente nos tecidos que mais necessitam de oxigênio. Quando a taxa metabólica de um tecido aumenta, o mesmo acontece

sua produção de resíduos de dióxido de carbono. Quando liberado na corrente sanguínea, o dióxido de carbono forma bicarbonato e prótons. Tecido respiratório Circuito pulmonar: carregamento de oxigênio pelo mecanismo de mudança de íons bicarbonato/cloreto Liberação de oxigênio da HbO_2 - sob efeito da saída de bicarbonato pelo mecanismo de mudança de íons bicarbonato/cloreto, levando ao aumento de oxigênio em um 6º estágio mitocondrial, que são partes inseparáveis e componentes básicos dos modelos de sistema do corpo humano, incluindo o potencial redoxi da membrana , três ciclos completos de condutância de prótons de nove etapas, dependentes do estado, os quatro compartimentos, os 10 sistemas funcionais e quatro tipos de células, distintos por diferenças na condutância do próton.

5. A enzima anidrase carbônica , presente nos glóbulos vermelhos, acelera drasticamente a conversão em bicarbonato e prótons. Isso faz com que o pH do sangue diminua, o que promove a dissociação do oxigênio da hemoglobina e permite que os tecidos circundantes obtenham oxigênio suficiente para atender às suas demandas. O oitavo estágio da condutância de prótons está localizado no tecido respiratório. Circuito pulmonar: upload de oxigênio pelo mecanismo de deslocamento de íons bicarbonato/cloreto, que são partes inseparáveis e componentes básicos dos modelos de sistema do corpo humano, incluindo o potencial redoxi da membrana , ciclo completo de nove etapas dependente de três estados de condutância de prótons, o quatro compartimentos, os 10 sistemas funcionais e quatro tipos de células, distinguidos por diferenças na condutância de prótons. Todos esses processos estão relacionados com isso, pois a presença de prótons dos tecidos periféricos favorece a formação de pontes salinas ao protonar o terminal. No resíduo das subunidades betta, um aumento nos prótons causa a liberação de oxigênio, enquanto um aumento no oxigênio causa a liberação de prótons. . Os íons de hidrogênio (prótons) tendem a deslocar o oxigênio da hemoglobina e os prótons promovem a descarga de oxigênio.

6. O efeito Bohr permite que o corpo se adapte às mudanças nas condições e torna possível fornecer oxigênio extra aos tecidos que mais precisam dele, como quando os músculos estão submetidos a atividades extenuantes, eles requerem grandes quantidades de oxigênio para conduzir a respiração celular , que gera CO_2 (e, portanto, HCO3" e H^+) como subprodutos, esses resíduos diminuem o pH do sangue, o que aumenta o fornecimento de oxigênio aos músculos ativos. Se as células musculares não estiverem recebendo oxigênio suficiente para a respiração celular, elas recorrem a fermentação de ácido láctico , que liberta ácido láctico como subproduto, isto aumenta a acidez do sangue muito mais do que o CO_2 sozinho, o que reflecte a necessidade ainda maior de oxigénio das células; de facto, sob condições anaeróbicas, os músculos geram ácido láctico tão rapidamente que o pH do sangue que passa pelos músculos cairá para cerca de 7,2, o que faz com que a hemoglobina comece a liberar cerca de 10% mais oxigênio, o que ocorreu no Oitavo estágio do tecido respiratório; circuito pulmonar; carregamento de oxigênio pelo mecanismo de deslocamento de íons bicarbonato/cloreto Liberação de oxigênio da HbO2 - sob efeito da saída de bicarbonato pelo mecanismo de

deslocamento de íons bicarbonato/cloreto, que são partes inseparáveis e componentes básicos dos modelos de sistema do corpo humano, incluindo o potencial redoxi da membrana , três ciclos completos de nove etapas de condutância de prótons, dependentes do estado, os quatro compartimentos, os 10 sistemas funcionais e quatro tipos de células, distinguidos por diferenças na condutância de prótons, todos esses processos foram conectados com isso como a presença de prótons dos tecidos periféricos favorece a formação de pontes salinas ao protonar o terminal. No resíduo das subunidades betta, um aumento nos prótons causa a liberação de oxigênio, enquanto um aumento no oxigênio causa a liberação de prótons. Os íons de hidrogênio (prótons) tendem a deslocar o oxigênio da hemoglobina e os prótons promovem a descarga de oxigênio.

B. Trabalhos científicos direcionados à criação de modelos sistêmicos do corpo humano utilizando parâmetros previamente estabelecidos

Bl O significado biológico dos prótons liberados dos arredores da membrana eritrocitária dentro do ciclo completo de nove etapas da condutância do próton

O significado biológico dos prótons liberados dos arredores da membrana eritrocitária dentro do ciclo completo de nove etapas da condutância do próton é menos elucidado na literatura científica.

O acúmulo de prótons dentro do entorno da membrana eritrocitária e sua liberação estão fortemente ligados a todos os estágios anteriores de transferência de prótons dentro do ciclo completo de condutância de prótons, que foram conduzidos da seguinte forma: o segundo estágio, onde o CO_2 foi formado, e o sétimo estágio, onde a água metabólica (H_2O) foi formada como resultado da oxidação dos prótons pelo oxigênio ativado. Após isso ocorrer, ocorre a reação entre CO_2 e H_2O com formação de H_2CO_3 e a reação de dissociação com formação de HCO_3.

O HCO_3 formado durante esta reação entrou no entorno da membrana eritrocitária, contendo algumas partes de prótons liberados dos substratos alimentares.

A prevalência do estado alfa fluido com altos potenciais de oxidação no sistema de linha de três estados dos potenciais redox de membrana, que incluiu o ciclo completo de condutância de prótons e elétrons, leva a um aumento nos prótons liberados dos arredores da membrana eritrocitária dentro do ciclo completo de 9 etapas. ciclo de condutância de prótons, com subsequente intensificação da síntese de HCL gástrico e síntese de íons bicarbonato nas células do ducto pancreático , bem como regulação renal do equilíbrio ácido-base dependente de prótons e regulação respiratória do equilíbrio ácido-base dependente de prótons.

A prevalência do estado gama com baixos potenciais redox no sistema de linha de três estados dos potenciais redox da membrana , que incluiu o ciclo completo de condutância de prótons e elétrons, leva a uma diminuição nos prótons liberados dos arredores da membrana eritrocitária dentro do ciclo completo de 9 etapas de condutância de prótons, com uma diminuição subsequente na síntese de HCL gástrico e na síntese de íons bicarbonato dentro da célula do ducto pancreático , bem como regulação renal do equilíbrio ácido-base dependente de prótons, regulação respiratória do equilíbrio ácido-base dependente de prótons e biossíntese de ribonucleotídeos

de pirimidina, devido à alta permeabilidade das membranas plasmáticas .
A explicação do significado biológico dos prótons liberados dos arredores da membrana eritrocitária dentro do ciclo completo de nove etapas da condutância do próton é um dos aspectos mais interessantes da medicina moderna.
Por nossa sugestão, o significado biológico dos prótons liberados dos arredores da membrana eritrocitária dentro do ciclo completo de 9 etapas da condutância do próton foi revelado como a participação dos prótons ao incluir na composição de H_2CO_3 (ácido carbônico) e íons bicarbonato em na síntese de HCL gástrico e na síntese de íons bicarbonato na célula do ducto pancreático, bem como na regulação renal do equilíbrio ácido-base dependente de prótons e na regulação respiratória do equilíbrio ácido-base dependente de prótons.
Desta forma, pode-se dizer que o HCO_3^- (íons bicarbonato) e os íons hidrogênio (próton) são derivados de moléculas de dióxido de carbono e água, que se formam dentro do ciclo completo de condutância do próton, que é conduzido da seguinte forma: o segundo estágio, onde o CO_2 é formado, e o sétimo estágio, onde o metabolismo
água (H2O) é formada como resultado da oxidação de prótons pelo oxigênio ativado.
O dióxido de carbono e a água, que entram em todas as células, foram carregados com prótons liberados dos substratos alimentares e reembalados nos arredores da membrana eritrocitária.
Além de tudo isso, prótons liberados do entorno da membrana eritrocitária pela incorporação na composição de HCO_3 - (íons bicarbonato) e íons bicarbonato participaram da biossíntese de ribonucleotídeos pirimidinas, que foram conduzidos como ATP + HCO_3 + glutamina + H_2O = carbamoil fosfato, carbomoil fosfato + aspartato = carbamoil aspartato, carbamoil aspartato = H_2O + diidroorotato, dihidroorotato + quinina = orotato, orotato + PRPP = monofosfato de orotidina (OMP), OMP = CO_2 + monofosfato de uridina (UMP).
Os prótons liberados dos arredores da membrana eritrocitária são transportados principalmente dentro de HCO_3 (íons bicarbonato) e H_2CO_3 (ácido carbônico).
O mecanismo celular responsável pela síntese do HCL gástrico envolve a liberação de prótons do entorno da membrana eritrocitária.
No deslocamento do cloreto, o HCO_3^- (íons bicarbonato), eventualmente contendo prótons liberados dos substratos alimentares, difundem-se para fora dos arredores da membrana eritrocitária para o plasma.

Depois disso, na corrente sanguínea, o HCO_3^- (íons bicarbonato) reagiu com o H^+ e formou H_2CO_3 (ácido carbônico).
Depois disso, o H_2CO_3 (ácido carbônico) se dissocia para formar H_2O e CO_2.
Depois disso, o dióxido de carbono (CO_2) se difunde nas células parietais gástricas.
Depois disso, o dióxido de carbono (CO_2) combina-se com a água para formar H_2CO_3 (ácido carbônico).
Depois disso, o H_2CO_3 (ácido carbônico) dissocia-se em HCO_3 (íons bicarbonato) e um íon hidrogênio (H+).
HCO_3 (íons bicarbonato) são transportados de volta para a corrente sanguínea.
A bomba de prótons de troca H+-K+ move H^+ para o ducto da glândula gástrica e K^+ para a célula parietal.
Os íons cloreto se difundem no ducto da glândula gástrica.
Dessa forma, os íons hidrogênio (próton) são derivados do dióxido de carbono e da água, que entram na célula parietal e participam da síntese do HCL.
O mecanismo celular responsável pela secreção de HCO_3^- (íons bicarbonato) no pâncreas envolve a liberação de prótons do entorno da membrana eritrocitária.
HCO_3^- (íons bicarbonato) no suco pancreático neutralizam o quimo ácido que entra no intestino delgado vindo do estômago.
HCO_3^- (íons bicarbonato) e íons hidrogênio (próton) são derivados do dióxido de carbono e da água que entra na célula do ducto pancreático.
O dióxido de carbono e a água, que entram na célula do ducto pancreático, foram carregados com prótons liberados dos substratos alimentares e reembalados nos arredores da membrana eritrocitária e liberados a partir deles.
Água (H_2O) e dióxido de carbono (CO_2) combinam-se para formar H_2CO_3 (ácido carbônico).
H_2CO_3 (ácido carbônico) dissocia-se para formar HCO_3^- (íons bicarbonato) e íons hidrogênio (H+).
Os íons hidrogênio (H^+) são trocados por íons Na.
HCO_3^- (íons bicarbonato) são transportados para os dutos intercalados em troca de íons CL.
O mecanismo celular responsável pela regulação renal do equilíbrio ácido-base dependente de prótons com a participação de prótons liberados do entorno da membrana eritrocitária.

Água (H_2O) e dióxido de carbono (CO_2) combinam-se para formar H_2CO_3 (ácido carbônico) na circulação sanguínea capilar pulmonar.
H_2CO_3 (ácido carbônico) dissocia-se para formar HCO_3^- (íons bicarbonato) e íons hidrogênio (H+).
O dióxido de carbono e a água, que entram na circulação sanguínea capilar do pulmão, foram carregados com prótons liberados dos substratos alimentares e reembalados nos arredores da membrana eritrocitária e liberados a partir deles.
O mecanismo celular responsável pela regulação renal do equilíbrio ácido-base dependente de prótons com a participação de prótons liberados do entorno da membrana eritrocitária,
H+ e H+ combinam-se para formar HCO_3^- (íons bicarbonato) na circulação sanguínea capilar peritubular renal.
H_2CO_3 (ácido carbônico) é convertido em água (H_2O) e dióxido de carbono (CO_2).
Nas células tubulares, o dióxido de carbono (CO_2) combina-se com a água (H_2O) para formar H_2CO_3 (ácido carbônico).
H_2CO_3 (ácido carbônico) dissocia-se para formar HCO_3^- (íons bicarbonato) e íons hidrogênio (H+).
Pelo mecanismo antiporto, o H^+ é secretado no filtrado em troca do Na do filtrado.
Dessa forma, o dióxido de carbono e a água, que entram na circulação sanguínea dos capilares peritubulares dos rins, foram carregados com prótons liberados dos substratos alimentares e reembalados nos arredores da membrana eritrocitária e liberados a partir deles.

B.2. Para a questão da elucidação do oitavo e nono estágios do potencial redoxi da membrana , dependente de três estados, ciclo completo de 9 etapas de condutância de prótons no corpo humano

Ficou claro que no 9º estágio da membrana respiratória, o circuito respiratório aumentou a captação de oxigênio do ar alveolar sob o efeito do aumento da entrada de bicarbonato pelos mecanismos de deslocamento de íons bicarbonato e cloreto, levando a um aumento na formação de HbO_2. Enquanto isso, no 8º estágio do tecido respiratório, o circuito respiratório aumentou o carregamento de oxigênio pelos mecanismos de deslocamento de íons bicarbonato e cloreto, liberando oxigênio da HbO_2, sob o efeito da saída dos mecanismos de deslocamento de entrada de íons bicarbonato e cloreto, levando a um O aumento de oxigênio no 6º estágio mitocondrial dá a possibilidade de encontrar a relação científica entre uma expressão quando a vida se tornou dependente da presença de prótons e uma expressão como a

presença de prótons de tecidos periféricos favorece a formação de uma ponte salina no resíduo de histidina de subunidades betta.
Dessa forma, existe uma estreita relação entre as duas expressões a seguir: a vida tornou-se dependente da presença de prótons e elétrons, que se formaram durante os eventos denominados Big Bang, há 15 anos, e da presença de prótons de tecidos periféricos. favorece a formação de pontes salinas nos resíduos de histidina da hemoglobina (Harper, p. 54).
Isso antes de fazer a elucidação relativa à interconexão entre os primeiros 1 - 7 estágios de condutância de prótons da localização mitocondrial e 8 - o estágio de condutância de prótons da localização do circuito pulmonar, e também a interconexão entre 8 - o estágio de condutância de prótons do pulmão localização do circuito com o 9º estágio de condutância de prótons da localização do circuito pulmonar e a interconexão entre o seguinte e subsequente 1º estágio de
condutância de prótons da localização mitocondrial com o anterior, anterior, anterior 9 - o estágio da localização do circuito pulmonar durante a evolução e desenvolvimento dos organismos vivos:
Pela primeira vez, revelamos que o ciclo completo de 9 etapas da condutância de prótons dentro do corpo humano começa com a liberação de prótons e elétrons de substratos alimentares sob a ação indireta do oxigênio liberado dos arredores da membrana do eritrócito no 9- estágio de passo por uma figura de circuito fechado.
Na estrutura de eventos biológicos, "o potencial redoxi da membrana , ciclo completo de nove etapas de condutância de prótons dependente de três estados" seria conduzido usando os seguintes processos:
Primeira etapa: liberação de prótons e elétrons dos substratos alimentares sob a ação indireta do oxigênio liberado do entorno da membrana do eritrócito.
Segunda etapa: transferência de prótons e elétrons para NADH e $FADH_2$ com liberação de CO_2 no ciclo de Krebs
Terceiro estágio: transferência de elétrons para KoQ com transferência de prótons através de uma membrana para o espaço intermembranar
Quarta etapa: transferência de elétrons do KoQ reduzido para o citocromo C com a transferência de prótons através de uma membrana para o espaço intermembranar
Quinta etapa: Formação de água metabólica na matriz mitocondriana por oxidação do próton pelo oxigênio molecular, ou seja, pela protonação do oxigênio molecular pelo próton da matriz com participação da citocromo C oxidase dentro do complexo IV
Sexta etapa: criação final do gradiente de prótons no espaço intermembranar

mitocondrial com a participação dos complexos I, III e IV.
Sétima etapa: transferência de próton para a matriz mitocondrial através da ATP sintase com síntese de ATP e geração de energia térmica
Oitavo estágio: entrada de três fatores importantes nos eritrócitos à medida que os prótons saem na forma de água metabólica da matriz mitocondrial de todas as células e entram na forma de HCO_3 através da membrana plasmática das hemácias; também, entrada de CO_2 formado no 2º estágio do ciclo fechado; e entrada de oxigênio do pulmão.
Nona etapa: o próton se combina com a hemoglobina (geração de HbH), o que promove a liberação de oxigênio da hemoglobina; difusão de oxigênio para todas as células condicionando a liberação de prótons; elétrons de substratos alimentares no estágio 1; o próton liberado da hemoglobina promove a captação de oxigênio pela hemoglobina; CO_2 promove a geração de prótons livres por mecanismo como $H_2CO_{3-} = H + HCO_3$; a anidrase carbônica catalisa a formação de CO_2 a partir de H_2CO_3 ; e o CO_2 se difunde nos alvéolos.
Isto depois de fazer a elucidação relativa à interconexão entre os primeiros 1-7 estágios de condutância de prótons da localização mitocondrial e 8 - o estágio de condutância de prótons da localização do circuito pulmonar, e também a interconexão entre 8 - o estágio de condutância de prótons do pulmão localização do circuito com o 9º estágio de condutância de prótons da localização do circuito pulmonar e a interconexão entre o seguinte, 1º estágio subsequente de condutância de prótons da localização mitocondrial com o anterior, anterior, anterior 9º estágio de localização do circuito pulmonar durante a evolução e desenvolvimento de organismos vivos.
A circulação pulmonar é uma divisão do sistema circulatório em todos os vertebrados. O circuito começa com o sangue desoxigenado retornando do corpo para o átrio direito do coração, onde é bombeado do ventrículo direito para os pulmões . Nos pulmões, o sangue é oxigenado e retorna ao átrio esquerdo para completar o circuito. [1]
A outra divisão do sistema circulatório é a circulação sistêmica , que começa com o recebimento de sangue oxigenado da circulação pulmonar para o átrio esquerdo . Do átrio, o sangue oxigenado entra no ventrículo esquerdo, a mitocondrialina , onde é bombeado para o resto do corpo, retornando como sangue desoxigenado de volta à circulação pulmonar. 9º estágio Membrana respiratória; circuito pulmonar; aumento da captação de oxigênio do ar alveolar; sob efeito do aumento da entrada de bicarbonato pelo mecanismo de deslocamento iônico bicarbonato/cloreto, levando ao aumento da formação de HbO_2 . 8º estágio Membrana respiratória; circuito pulmonar; carregamento

de oxigênio pelo mecanismo de deslocamento de íons bicarbonato/cloreto A liberação de oxigênio da HbO_2 ocorre sob o efeito da saída de bicarbonato pelo mecanismo de deslocamento de íons bicarbonato/cloreto, levando a um aumento de oxigênio no 6º estágio mitocondrial.

Primeiro estágio: liberação de prótons e elétrons dos substratos alimentares sob a ação indireta do oxigênio liberado do entorno da membrana do eritrócito no 9º estágio

Segunda etapa: transferência de prótons e elétrons para NADH e $FADH_2$ com liberação de CO_2 no ciclo de Krebs

Terceiro estágio: transferência de elétrons para KoQ com transferência de prótons através de uma membrana para o espaço intermembranar

Quarta etapa: transferência de elétrons do KoQ reduzido para o citocromo C com a transferência de prótons através de uma membrana para o espaço intermembranar

Quinto estágio: Formação de água metabólica na matriz mitocondriana pela oxidação do próton pelo oxigênio molecular, ou seja, pela protonação do oxigênio molecular

oxigênio por próton da matriz com participação da citocromo C oxidase no complexo IV

6. Sexta etapa: criação final do gradiente de prótons no espaço intermembranar mitocondrial com a participação dos complexos I, III e IV.
7. Sétima etapa: transferência de prótons para a matriz mitocondrial através da ATP sintase com síntese de ATP e geração de energia térmica
8. Oitava etapa: tecido respiratório; circuito pulmonar; carregamento de oxigênio pelo mecanismo de deslocamento de íons bicarbonato/cloreto A liberação de oxigênio da HbO_2 ocorre sob o efeito da saída de bicarbonato pelo mecanismo de deslocamento de íons bicarbonato/cloreto, levando a um aumento de oxigênio no 6º estágio mitocondrial.

Nona etapa: membrana respiratória; circuito pulmonar; aumento da captação de oxigênio do ar alveolar; aumento da entrada de bicarbonato pelo mecanismo de mudança de íons bicarbonato/cloreto; aumento da formação de HbO_2 ; liberação de prótons e elétrons de substratos alimentares sob a ação indireta do oxigênio liberado do entorno da membrana do eritrócito; transferência de próton e elétron para NADH e $FADH_2$ com liberação de CO_2 no ciclo de Krebs.

A possibilidade de conduzir o potencial redoxi da membrana em um ciclo completo de condutância de prótons dependente de três estados e nove etapas em uma direção favorável tornou-se mais clara depois de fazer a nova interpretação relativa aos oitavo e nono estágios do circuito fechado de nove estágios. ciclo de condutância de prótons e elétrons. A nova interpretação é a seguinte: Nono estágio: do ciclo fechado de nove estágios de condutância de prótons na localização da membrana respiratória, o circuito pulmonar foi diferenciado pela captação de oxigênio do ar alveolar. O efeito de um aumento na entrada de bicarbonato pelo mecanismo de deslocamento de íons bicarbonato/cloreto dá a possibilidade de conduzir e regular a intensidade da reação do metabolismo dependente do fluxo de prótons durante o diabetes mellitus e

hipercolesterinemia em uma direção mais útil porque elucidamos em qual local das células o ponto condutor das regulações submetidas à ação de tais tipos de manipulação e medicamentos.

Depois de fazer a elucidação relativa à interconexão entre os primeiros 1-7 estágios de condutância de prótons da localização mitocondrial e 8-o estágio de condutância de prótons da localização do circuito pulmonar, e também a interconexão entre 8-o estágio de condutância de prótons da localização do circuito pulmonar e 9-o estágio de condutância de prótons da localização do circuito pulmonar, e a interconexão entre o seguinte, subsequente 1-estágio de condutância de prótons da localização mitocondrial com o anterior, anterior, anterior 9-o estágio de localização do circuito pulmonar durante a evolução e desenvolvimento de organismos vivos,

Primeiro estágio: liberação de prótons e elétrons dos substratos alimentares sob a ação indireta do oxigênio liberado do entorno da membrana do eritrócito no 9º estágio

Segunda etapa: transferência de prótons e elétrons para NADH e $FADH_2$ com liberação de CO_2 no ciclo de Krebs

Terceiro estágio: transferência de elétrons para KoQ com transferência de prótons através de uma membrana para o espaço intermembranar

Quarta etapa: transferência de elétrons do KoQ reduzido para o citocromo C com a transferência de prótons através de uma membrana para o espaço intermembranar

Quinta etapa: Formação de água metabólica na matriz mitocondriana por oxidação do próton pelo oxigênio molecular, ou seja, pela protonação do oxigênio molecular pelo próton da matriz com participação da citocromo C oxidase dentro do complexo IV

6. Sexta etapa: criação final do gradiente de prótons no espaço intermembranar mitocondrial com a participação dos complexos I, III e IV.

7. Sétima etapa: transferência de prótons para a matriz mitocondrial através da ATP sintase com síntese de ATP e geração de energia térmica

HbO2 ; sem estágio : tecido respiratório ; circuito ipulmonar ; roxygenit -

mecanismo de deslocamento de íons de upload de oxigênio em bicarbonato / cloreto ; liberação de oxigênio da HbO $_2$ - sob efeito da saída do bicarbonato pelo mecanismo de deslocamento do íon bicarbonato/cloreto; levando ao aumento de oxigênio em uma célula mitocondrial; 6ª etapa.

Nono estágio: circuito membrana-pulmonar respiratório, o aumento da captação de oxigênio do ar alveolar sob o efeito do aumento da entrada de bicarbonato pelo mecanismo de deslocamento do íon bicarbonato/cloreto, levando a um aumento na formação de HbO $_2$, resultando na liberação de prótons e elétrons de substratos alimentares sob a ação indireta do oxigênio liberado do entorno da membrana do eritrócito no 8º estágio da condutância do próton, a transferência de próton e elétron para NADH e FADH $_2$ e a liberação de CO $_2$ no ciclo de Krebs.

Podemos criar todas as variantes de formas de reação úteis de reações metabólicas dependentes de prótons, alterando os potenciais redox de membrana no sistema de linha de três estados do ciclo completo de nove etapas de condutância de prótons dentro do corpo humano da seguinte forma:

1. A intensificação do processo ocorreu na nona etapa do ciclo fechado encenado de condutância de prótons na localização da membrana respiratória e do circuito pulmonar, resultando em aumento na captação de oxigênio do ar alveolar. O efeito do aumento na entrada de bicarbonato pelo mecanismo de mudança de íons bicarbonato/cloreto poderia ser usado para tratar o excesso de peso e aumentar a eficácia da terapia imunoestimulante.

2. A manutenção da prevalência do estado alfa fluido com altos potenciais de oxi através da intensificação dos processos no Nono estágio - o ciclo fechado de 9 estágios de condutância de prótons na localização da membrana respiratória e do circuito pulmonar - resultando em um aumento na captação de oxigênio do ar alveolar sob o efeito de um aumento na entrada de bicarbonato pelo mecanismo de deslocamento de íons bicarbonato/cloreto, levando a um aumento na formação de HbO $_2$ e à liberação de prótons e elétrons dos substratos alimentares sob a ação indireta do oxigênio liberado do entorno da membrana do eritrócito no 8º estágio também pode ser usado para tratar excesso de peso, diabetes mellitus e hipercolesterolemia.

3. A manutenção de uma proporção aumentada de CoQ oxidado : HADH reduzido e citocromo C oxidado: CoQ reduzido no 3º e 4º estágios através da intensificação de processos no oitavo estágio do ciclo fechado de 9 estágios de condutância de prótons no local do tecido respiratório, o circuito pulmonar levando ao carregamento de oxigênio pelo mecanismo de deslocamento de íons bicarbonato/cloreto, na forma de liberação de oxigênio da HbO $_2$, e a saída de bicarbonato pelo mecanismo de deslocamento de íons bicarbonato/cloreto, levando a um aumento de oxigênio em um 6º estágio mitocondrial. Todas essas reações podem ser usadas para tratar a

4. A criação da intensificação ao nível dos estágios Ningh Nono estágio: do ciclo fechado de 9 estágios da condutância de prótons na localização da membrana respiratória e do circuito pulmonar, resultando em um aumento na captação de oxigênio do ar alveolar sob o efeito de um aumento na entrada de bicarbonato pelo mecanismo de deslocamento de íons bicarbonato/cloreto, levando a um aumento na formação de HbO_2, resultando na liberação de prótons e elétrons dos substratos alimentares sob a ação indireta do oxigênio liberado do entorno da membrana do eritrócito.

5. Além disso, a criação de intensificação no nível dos estágios Ningh (nono estágio) do ciclo fechado de 9 estágios da condutância de prótons na localização da membrana respiratória e do circuito pulmonar, resultando em um aumento na captação de oxigênio do ar alveolar sob o efeito de um aumento na entrada de bicarbonato pelo mecanismo de deslocamento de íons bicarbonato/cloreto, levando a um aumento na formação de HbO_2, resultando na liberação de prótons e elétrons dos substratos alimentares sob a ação indireta do oxigênio liberado do entorno da membrana do eritrócito em o 8º estágio, levou a uma diminuição na taxa de divisão celular durante a patologia do câncer.

6. A manutenção de uma proporção aumentada de CoQ oxidado : HADH reduzido e citocromo C oxidado: CoQ reduzido no 3º e 4º estágios através da intensificação de processos no 8º estágio do ciclo fechado de 9 estágios de condutância de prótons na localização do tecido respiratório, o circuito pulmonar levando ao upload de oxigênio pelo mecanismo de deslocamento de íons bicarbonato/cloreto, na forma de liberação de oxigênio da HbO_2, e a saída de bicarbonato pelo mecanismo de deslocamento de íons bicarbonato/cloreto, levando a um aumento de oxigênio na mitocôndria 6 -º estágio podem ser fatores-chave para ajudar na perda de peso corporal durante diabetes mellitus, hipercolesterolemia e obesidade.

7. Intensidade da difusão de oxigênio devido à criação de intensificação no nível dos estágios Ningh Nono estágio - de 9 estágios do ciclo próximo de condutância de prótons na localização da membrana respiratória, circuito pulmonar, resultante do aumento da captação de oxigênio do ar alveolar - sob efeito do aumento da entrada de bicarbonato pelo mecanismo de deslocamento de íons bicarbonato / cloreto, levando ao aumento da formação de HbO_2, resultando na liberação de próton e elétron dos substratos alimentares sob a ação indireta do oxigênio liberado do entorno da membrana do eritrócito no 8º estágio. um enorme impacto na liberação de Ambaga , M.,

Tumen- Ulzii , A., Buyantushig , T. átomo de hidrogênio (próton e elétron juntos) de doadores existentes no primeiro estágio do ciclo completo de 9 etapas de condutância de prótons dentro do corpo humano, istofavorável situação pode ser usada para tratar diabetes mellitus, hipercolesterolemia e obesidade

8. A intensificação do processo ocorreu na nona etapa do ciclo fechado encenado de condutância de prótons na localização da membrana respiratória e do circuito pulmonar, resultando em aumento na captação de oxigênio do ar alveolar. O efeito de um aumento na entrada de bicarbonato pelo mecanismo de mudança de íons bicarbonato/cloreto poderia ser usado para aumentar a atividade imunoestimulante de alguns medicamentos.

9. 3. O destino de todos os prótons formados nos estágios 1-7 da localização mitocondrial e nos oitavo e nono estágios do potencial redoxi da membrana , ciclo completo de nove etapas dependente de três estados de condutância de prótons no corpo humano

Agora, estamos prestando muita atenção a esta questão: como é decidido o destino de todos os prótons gerados nas mitocôndrias de 50 a 80 trilhões de células (agora denominadas por nós de 1 a 7 estágios de condutância de prótons) pela necessidade de outra estrutura especial, devido à qual todos os prótons foram submetidos a consequências inofensivas por mecanismos como manutenção do pH sérico e celular de -7,4, empacotamento dentro dos arredores da membrana eritrocitária e também formação de ácido clorídrico pelas células parietais gástricas, além de "capilar peritubular-líquido intersticial-células epiteliais dos túbulos-tubular fluido" Fluido tubular: $HCO_3 + H_+ = H_2CO_3$; $H_2CO_3 = HCO_3 + H_+$ - Células epiteliais tubulares - $CO_2 + H2O = H_2CO_3$, $H_2CO_3 = HCO_3 + H_+$, H_+/Na antiporte na membrana transporta H_+ para fora da célula e íon Na em.

Em conexão com isso, fizemos uma interpretação tão nova que existe uma interconexão entre os primeiros 1-7 estágios da condutância de prótons da localização mitocondrial e o estágio 8 - o estágio de condutância de prótons da localização do circuito pulmonar - e também entre o estágio 8 - o estágio de condutância de prótons da localização do circuito pulmonar e estágio 9 - o estágio de condutância de prótons da localização do circuito pulmonar e a interconexão entre o seguinte, 1 estágio subsequente de condutância de prótons da localização mitocondrial com o anterior, anterior e anterior 9 - o estágio da localização do circuito pulmonar.

bisuch de qualquer maneira , /cloreto HbO_2 - underln suas ei, nós temos carne o descreveu essa oitava stcondutância . Tecido respiratório ; cpulmonar - Tecido respiratório - circuito; carregamento de oxigênio no circuito de armazenamento pelo mecanismo de deslocamento de íons bicarbonato/cloreto Liberação de oxigênio da HbO_2 - sob efeito da saída de bicarbonato pelo mecanismo de deslocamento de íons bicarbonato/cloreto, levando ao aumento de oxigênio em um 6º estágio mitocondrial, enquanto o nono estágio de o ciclo fechado da condutância de prótons - Membrana respiratória; - Circuito pulmonar; - Aumento da captação de oxigênio do ar alveolar sob o efeito de um aumento na entrada de bicarbonato pelo mecanismo de deslocamento de íons bicarbonato/cloreto, levando a um aumento na formação de HbO_2, resultando na liberação de prótons e elétrons dos substratos alimentares sob ação indireta. de oxigênio liberado do entorno da membrana do eritrócito no 8º estágio; transferência de próton e elétron para NADH e $FADH_2$ com liberação de CO_2 no ciclo de Krebs.

Devido a esta conquista, estabelecemos uma estreita relação entre as duas expressões seguintes: a vida tornou-se dependente da presença de prótons e elétrons, que se formaram durante os eventos chamados de Big Bang, há 15 anos, e da presença de prótons de regiões periféricas. tecidos favorece a formação de uma ponte salina no resíduo de histidina das subunidades betta (Harpers Biochemistry). Além disso, conseguimos mudar a interpretação anterior como Oitavo estágio: entrada de três fatores importantes nos eritrócitos à medida que os prótons saem na forma de água metabólica da matriz mitocondrial de todas as células e entram na forma de HCO_3 através da membrana plasmática de glóbulos vermelhos; também, entrada de CO_2 formado no 2º estágio do ciclo fechado; e entrada de oxigênio do pulmão. Nona etapa: combinação de prótons com hemoglobina (geração de HbH), o que promove a liberação de oxigênio da hemoglobina, difusão de oxigênio para todas as células, condicionando a liberação de prótons e elétrons de substratos alimentares no 1º estágio; o próton liberado da hemoglobina promove a captação de oxigênio pela hemoglobina; CO_2 promove a geração de prótons livres por mecanismo como H_2CO_3 - = H + HCO_3 ; a anidrase carbônica catalisa a formação de CO_2 a partir de H_2CO_3 ; e CO_2 sob HbO_2; difunde-se nos alvéolos, usando a interpretação principalmente nova como 9º estágio: membrana respiratória; circuito pulmonar; aumento da captação de oxigênio do ar alveolar; sob o efeito do aumento da entrada de bicarbonato pelo mecanismo de deslocamento de íons bicarbonato/cloreto, levando a um aumento na formação de HbO_2 . 8ª etapa: tecido respiratório; circuito pulmonar; carregamento de oxigênio por mecanismo de deslocamento de íons bicarbonato/cloreto; liberação de oxigênio da HbO_2 - sob efeito da saída do bicarbonato pelo mecanismo de mudança de saída do bicarbonato/entrada do íon cloreto. mecanis encontrou a interconexão nos primeiros 1-7 estágios

de condutância de prótons da localização mitocondrial e 8-o estágio de condutância de prótons da localização do circuito pulmonar, e também a interconexão entre 8-o estágio de condutância de prótons da localização do circuito pulmonar com o 9-th estágio de condutância de prótons da localização do circuito pulmonar e a interconexão entre os seguintes, subsequentes 1-estágio um primeiro 1-7 estágios de condutância de prótons de micom o anterior, anterior, anterior 9-o estágio de localização do circuito pulmonar. Localização do circuito em que estivemosestágio : estágio de combate respiratório - tecido,
circuito pulmonar, oxigenação - carregamento de oxigênio pelo mecanismo de deslocamento de íons bicarbonato/cloreto Liberação de oxigênio da HbO_2 - sob efeito da saída de bicarbonato pelo mecanismo de deslocamento de íons bicarbonato/cloreto, levando ao aumento de oxigênio no 6º estágio mitocondrial, nono estágio - Membrana respiratória; - Circuito pulmonar; - Aumento da captação de oxigênio do ar alveolar sob o efeito de um aumento na entrada de bicarbonato pelo mecanismo de deslocamento de íons bicarbonato/cloreto, levando a um aumento na formação de HbO_2, resultando na liberação de prótons e elétrons dos substratos alimentares sob ação indireta. de oxigênio liberado do entorno da membrana do eritrócito no 8º estágio; transferência de próton e elétron para NADH e $FADH_2$ com liberação de CO_2 no ciclo de Krebs.
Antes de fazer a elucidação relacionando a interconexão entre os primeiros 1-7 estágios de condutância de prótons da localização mitocondrial e 8-o estágio de condutância de prótons da localização do circuito pulmonar e também a interconexão entre 8-o estágio de condutância de prótons da localização do circuito pulmonar com 9 -o estágio de condutância de prótons da localização do circuito pulmonar e a interconexão entre o seguinte, 1º estágio subsequente de condutância de prótons da localização mitocondrial com o anterior, anterior, anterior 9-o estágio de localização do circuito pulmonar foi descrito como Oitavo estágio: entrada de três fatores importantes para os eritrócitos, pois os prótons saem na forma de água metabólica da matriz mitocondrial de todas as células e entram na forma de HCO_3 através da membrana plasmática dos glóbulos vermelhos; também, entrada de CO_2 formado no 2º estágio do ciclo fechado; e entrada de oxigênio do pulmão. Nona etapa: combinação de prótons com hemoglobina (geração de HbH), o que promove a liberação de oxigênio da hemoglobina, difusão de oxigênio para todas as células, condicionando a liberação de prótons e elétrons de substratos alimentares no 1º estágio; o próton liberado da hemoglobina promove a captação de oxigênio pela hemoglobina; CO_2

promove a geração de prótons livres por mecanismo como H_2CO_3 - = H + HCO_3 ; a anidrase carbônica catalisa a formação de CO_2 a partir de H_2CO_3 ; e o CO_2 se difunde nos alvéolos.

10. . Os efeitos Halden e Bohr e o oitavo e nono estágios do potencial redoxi da membrana , três ciclos completos de nove etapas dependentes do estado de condutância de prótons no corpo humano

Depois de fazer uma nova interpretação como o nono estágio do ciclo fechado escalonado de condutância de prótons na localização da membrana respiratória, o circuito pulmonar foi distinguido pela captação de oxigênio do ar alveolar sob o efeito de um aumento na entrada de bicarbonato pelo bicarbonato. /mecanismo de deslocamento de íons cloreto e, enquanto isso, o oitavo estágio funcionou no nível do circuito pulmonar. A respiração do tecido é caracterizada pelo carregamento de oxigênio pelo mecanismo de deslocamento de íons bicarbonato/cloreto e pela liberação de oxigênio da HbO_2 sob o efeito da saída de bicarbonato pelo mecanismo de deslocamento de íons bicarbonato/cloreto, levando a um aumento de oxigênio nas mitocôndrias. O 6º estágio facilitou a compreensão da base científica da relação entre os estágios Halden, Bohr, oitavo e nono do ciclo fechado de 9 estágios de condutância de prótons e elétrons.

1. O efeito Bohr foi descrito como a afinidade de ligação da hemoglobina ao oxigênio está inversamente relacionada à acidez e à concentração de dióxido de carbono. Quando o dióxido de carbono reage com a água para formar ácido carbônico , um aumento no CO2 resulta em uma diminuição do pH do sangue , fazendo com que as proteínas da hemoglobina liberem sua carga de oxigênio, o que deve ser explicado pelos processos conduzidos no oitavo estágio: tecido respiratório, circuito pulmonar e carregamento de oxigênio pelo mecanismo de deslocamento de íons bicarbonato/cloreto. A liberação de oxigênio da HbO_2 ocorre sob o efeito da saída do bicarbonato pelo mecanismo de deslocamento do íon bicarbonato/cloreto, levando ao aumento de oxigênio no 6º estágio mitocondrial.

bicarbonato/ cloreto anDe acordo com o efeito Bohr, por outro lado, uma diminuição no dióxido de carbono provoca um aumento no pH, o que faz com que a hemoglobina absorva mais oxigênio, o que poderia ser isso. Ocorreram processos , o nono ocorreu durante o nono estágio da membrana corspiratória de prótons . e Membrana respiratória, circuito pulmonar : aumento da captação de oxigênio do ar alveolar sob efeito do aumento da entrada de bicarbonato pelo mecanismo de deslocamento de íons bicarbonato/cloreto, levando ao aumento na formação de HbO_2 .

3. A hemoglobina desoxigenada é uma melhor forma aceitadora de prótons .

do que a forma oxigenada. Nos glóbulos vermelhos, a enzima anidrase carbônica catalisa a conversão do dióxido de carbono dissolvido em ácido carbônico que foi rapidamente dissociado em bicarbonato e um próton livre, o que ocorreu durante o oitavo estágio. Tecido respiratório Circuito pulmonar: carregamento de oxigênio pelo mecanismo de mudança de íons bicarbonato/cloreto A liberação de oxigênio da HbO $_2$ ocorre sob o efeito da saída de bicarbonato pelo mecanismo de mudança de íons bicarbonato/cloreto, levando a um aumento de oxigênio na 6ª célula mitocondrial estágio.

A maior afinidade da desoxihemoglobina pelos prótons aumenta a síntese de bicarbonato e, consequentemente, aumenta a capacidade do sangue desoxigenado em produzir dióxido de carbono. A maior parte do dióxido de carbono no sangue está na forma de bicarbonato, que ocorreu durante o oitavo estágio. Tecido respiratório; circuito pulmonar; carregamento de oxigênio pelo mecanismo de deslocamento de íons bicarbonato/cloreto Liberação de oxigênio da HbO $_2$ sob o efeito da saída de bicarbonato pelo mecanismo de deslocamento de íons bicarbonato/cloreto O efeito Bohr facilita a liberação de oxigênio nos tecidos, particularmente aqueles que mais necessitam de oxigênio. Quando a taxa metabólica de um tecido aumenta, aumenta também a produção de resíduos de dióxido de carbono. Quando liberado na corrente sanguínea, o dióxido de carbono forma bicarbonato e prótons. Circuito pulmonar: carregamento de oxigênio pelo mecanismo de deslocamento de íons bicarbonato/cloreto A liberação de oxigênio da HbO $_2$ ocorre sob o efeito da saída do bicarbonato pelo mecanismo de deslocamento de íons bicarbonato/cloreto, levando a um aumento de oxigênio no 6º estágio mitocondrial.

6. O efeito Bohr permite que o corpo se adapte às mudanças nas condições e possibilita o fornecimento de oxigênio extra aos tecidos que mais precisam dele, como quando os músculos estão submetidos a atividades extenuantes, eles necessitam de grandes quantidades de oxigênio para conduzir a respiração celular , que gera CO $_2$ (e, portanto, HCO3" e H $_+$) como subprodutos, esses resíduos diminuem o pH do sangue, o que aumenta o fornecimento de oxigênio aos músculos ativos. Se as células musculares não estiverem recebendo oxigênio suficiente para a respiração celular, elas recorrem a fermentação de ácido láctico , que libera ácido láctico como subproduto, aumenta a acidez do sangue muito mais do que o CO $_2$ que o In sozinho, o que reflete a necessidade ainda maior de oxigênio das células; na verdade, sob condições anaeróbicas, os músculos geram ácido láctico tão rapidamente que o pH do sangue que passa pelo bicarbonato / cloreto cairá

para cerca de 7,2, o que faz com que a hemoglobina comece a liberar cerca de 10% mais oxigênio, o que ocorreu no oitavo estágio. Tecido respiratório Circuito pulmonar: carregamento de oxigênio pelo mecanismo de deslocamento de íons bicarbonato/cloreto Liberação de oxigênio da HbO_2 sob o efeito da saída de bicarbonato pelo mecanismo de deslocamento de íons bicarbonato/cloreto

' 7. Além de aumentar a remoção de dióxido de carbono dos tecidos que consomem oxigênio , o efeito Haldane promove a dissociação do dióxido de carbono

da hemoglobina na presença de oxigênio nos capilares ricos em oxigênio do pulmão. Essa propriedade causa o deslocamento do dióxido de carbono para o plasma à medida que o sangue com baixo teor de oxigênio entra no alvéolo e é vital para as trocas gasosas alveolares . A oxigenação da Hb promove a dissociação do H^+ da Hb, o que desloca o equilíbrio do tampão bicarbonato para a formação de CO_2 . Portanto, o CO_2 em anbicarbonato /cloreto é liberado das hemácias, o que ocorre durante o nono estágio da condutância de prótons localizados na membrana respiratória. Circuito pulmonar: aumento da captação de oxigênio do ar alveolar sob efeito do aumento da entrada de bicarbonato pelo mecanismo de deslocamento dos íons bicarbonato/cloreto, levando ao aumento da formação de HbO_2 .

1.1.A oxigenação da Hb promove a dissociação do H_+ da Hb, o que desloca o equilíbrio do tampão bicarbonato para a formação de CO_2 ; portanto, a transferência e prótons de CO_2 são liberadas das hemácias, o que ocorreu durante o nono estágio (membrana respiratória). - Circuito pulmonar: aumento da captação de oxigênio do ar alveolar sob efeito do aumento da entrada de bicarbonato pelo mecanismo de deslocamento de íons bicarbonato/cloreto, levando ao aumento da formação de HbO_2 , resultando na liberação de prótons e elétrons dos substratos alimentares sob ação indireta de oxigênio liberado do entorno da membrana do eritrócito no 8º estágio; Transferência de próton e elétron para NADH e $FADH_2$ com liberação de CO_2 no ciclo de Krebs.

8.5.A capacidade tampão do entorno da membrana eritrocitária em relação aos prótons livres, uma nova elucidação dos oitavo e nono estágios do potencial redoxi da membrana , ciclo completo de nove etapas dependente de três estados da condutância de prótons no corpo humano

Ficou claro que o fluxo - destino de todos os muitos prótons, gerados nas mitocôndrias de 50 a 80 trilhões de células (agora por nós mitocôndrias, o fluxo de prótons denominado como 1-7 estágios de condutância de prótons) exigia outras estruturas especiais - outra sistema precisa absorver a atividade extra de H^+ gerada como resultado do processo conduzido nos estágios 1-7 da condutância de prótons para que ocorra o verdadeiro tamponamento, esse sistema consiste em proteínas intracelulares, das quais a hemoglobina é o ator principal, concretamente falando, um deles é o entorno da membrana eritrocitária para o empacotamento de prótons e também a formação de ácido clorídrico pelas células parietais gástricas, também o antiporto H+/Na na membrana transporta H+ para fora da célula e íon Na no nível do "líquido intersticial-capilar peritubular -Células epiteliais tubulares-Fluido tubular" com manutenção concomitante do pH sérico e celular-7,4.

Por nossa sugestão, a capacidade tampão do entorno da membrana eritrocitária em relação aos prótons livres formados na condutância do próton foi implementada no nono estágio, localizado na membrana respiratória e no circuito pulmonar, onde a captação de oxigênio do ar alveolar ocorre sob o efeito do aumento entrada de bicarbonato pelo mecanismo de deslocamento de íons bicarbonato/cloreto, levando a um aumento na formação de HbO_2 e à liberação de prótons e elétrons dos substratos alimentares sob a ação indireta do oxigênio liberado do entorno da membrana do eritrócito no 8º estágio da condutância de prótons .

A capacidade tampão do entorno da membrana eritrocitária em relação aos prótons livres formados na condutância do próton e do elétron é o processo implementado no Nono estágio: membrana respiratória, circuito pulmonar, aumento da captação de oxigênio do ar alveolar, sob efeito do aumento da entrada de bicarbonato pelo mecanismos de deslocamento de íons bicarbonato e cloreto, levando a um aumento na formação de HbO_2 , resultando na liberação de prótons e elétrons dos substratos alimentares sob a ação indireta do oxigênio liberado do
entorno da membrana do eritrócito no 8º estágio, transferência de próton e elétron para NADH e $FADH_2$ com liberação de CO_2 no ciclo de Krebs. Esses processos têm sido descritos como o reaproveitamento de prótons difundidos da matriz mitocondrial de todas as células para a membrana plasmática das hemácias com a geração de HbH , o que promove a liberação de oxigênio da hemoglobina e a difusão de oxigênio para todas as células, condicionando a liberação de prótons, mas também a participação dos arredores da membrana eritrocitária na regulação de prótons livres e oxigênio, dióxido de carbono e moléculas de água formadas durante o funcionamento do ciclo completo de 9 etapas de condutância de elétrons e prótons.

A prevalência do estado alfa fluido com altos potenciais de oxidação no

sistema de linha de três estados dos potenciais redox de membrana leva a uma mudança na capacidade tampão do entorno da membrana eritrocitária em relação aos prótons livres e, dessa forma, à intensificação da a difusão de oxigênio para 14 trilhões de células e um aumento na intensidade da liberação de prótons e elétrons dos doadores na primeira etapa deste ciclo, mais conversão de gradientes de prótons em energia térmica no sexto estágio deste ciclo, e mais prótons livres no entorno da membrana eritrocitária.
A prevalência do estado betta sólido com altos potenciais redutores no sistema de linha de três estados dos potenciais redox de membrana leva a uma alteração na capacidade tampão do entorno da membrana eritrocitária em relação aos prótons livres e, desta forma, ao abaixamento de a difusão de oxigênio para 50 trilhões de células e a uma diminuição da intensidade da liberação de prótons e elétrons dos doadores na primeira etapa deste ciclo e mais conversão de gradientes de prótons em ATP no 6º estágio deste ciclo e a mudança de os prótons livres nos arredores da membrana eritrocitária. A prevalência de estados gama com baixos potenciais redox no sistema de linha de três estados de potenciais redox de membrana leva a uma mudança na capacidade tampão do entorno da membrana eritrocitária em relação aos prótons livres e, dessa forma, aos doadores menos protonizados na primeira fase deste ciclo e a uma redução da difusão de oxigênio para 14 trilhões de células e a intensidade da liberação de prótons e elétrons dos doadores na primeira etapa deste ciclo, menor conversão de gradientes de prótons em ATP e energia térmica no 6º estágio deste ciclo, e menos prótons livres no entorno da membrana eritrocitária.
Depois de fazer a elucidação relativa à interconexão entre os primeiros 1-7 estágios de condutância de prótons da localização mitocondrial e 8-o estágio de condutância de prótons da localização do circuito pulmonar e também, a interconexão entre 8-o estágio de condutância de prótons da localização do circuito pulmonar com 9 - o estágio de condutância de prótons da localização do circuito pulmonar e interconexão entre o seguinte, subsequente 1- estágio de condutância de prótons da localização mitocondrial com o anterior, anterior, anterior 9 - o estágio de localização do circuito pulmonar durante o desenvolvimento evolutivo dos organismos vivos fornece a base científica que o entorno da membrana eritrocitária é o local mais apropriado para o empacotamento de prótons no Nono estágio da condutância de prótons localizado Membrana respiratória O circuito pulmonar apareceu como um aumento na captação de oxigênio do ar alveolar sob o efeito de um aumento na entrada de bicarbonato pelo íon bicarbonato/cloreto mecanismo de mudança, levando a um aumento na formação de HbO_2 , resultando na

liberação de prótons e elétrons dos substratos alimentares sob a ação indireta do oxigênio liberado do entorno da membrana do eritrócito no 8º estágio. Transferência de próton e elétron para NADH e $FADH_2$ com liberação de CO_2 no ciclo de Krebs.

(Onde convergem comendo comida e inalando oxigênio)

8.6.A mudança de Humburger e os oitavo e nono estágios do potencial redoxi da membrana , três ciclos completos de nove etapas de condutância de prótons dependentes do estado no corpo humano

Ficou claro que o destino do fluxo de todos os muitos prótons, gerados nas mitocôndrias de 50-80 trilhões de células (por nós, o fluxo de prótons nas mitocôndrias denominado como 1-7 estágios de condutância de prótons) exigia outras estruturas especiais - outro sistema para absorver a atividade extra de H^+ gerada como resultado do processo conduzido nos estágios 1-7 da condutância de prótons para que ocorra o verdadeiro tamponamento, esse sistema consiste em proteínas intracelulares, das quais a hemoglobina é o ator principal, concretamente falando, um destes são os arredores da membrana eritrocitária para o empacotamento de prótons e também a formação de ácido clorídrico pelas células parietais gástricas, também o antiporto H^+/Na na membrana transporta H^+ para fora da célula e íon Na no nível do "capilar peritubular-líquido intersticial- Células epiteliais tubulares -Fluido tubular" com manutenção concomitante do pH sérico e celular-7,4.

Os íons de hidrogênio são tamponados pela hemoglobina, enquanto o íon bicarbonato é bombeado para fora das células por mecanismos de transporte ativo, como o cloreto, a camisa de cloreto , o fenômeno Hamburger ou o fenômeno lineas , que foram implementados no nono estágio e estão localizados na membrana respiratória e circuito pulmonar, onde a captação de oxigênio do ar alveolar ocorre sob o efeito do aumento da entrada de bicarbonato pelo mecanismo de deslocamento de íons bicarbonato/cloreto, levando a um aumento na formação de HbO_2, resultando na liberação de prótons e elétrons dos substratos alimentares sob ação indireta de oxigênio liberado do entorno da membrana do eritrócito no 8º estágio da condutância de prótons.

Depois de fazer uma nova interpretação como o nono estágio do ciclo fechado escalonado de condutância de prótons na localização da membrana respiratória, o circuito pulmonar foi distinguido pela captação de oxigênio do ar alveolar sob o efeito de um aumento na entrada de bicarbonato pelo bicarbonato. /mecanismo de deslocamento de íons cloreto, e o oitavo estágio funcionou no nível do circuito pulmonar. A respiração do tecido é caracterizada pelo carregamento de oxigênio pelo mecanismo de deslocamento de íons bicarbonato/cloreto e pela liberação de oxigênio da HbO_2 sob o efeito da saída de bicarbonato pelo mecanismo de deslocamento de íons bicarbonato/cloreto, levando a um aumento de oxigênio nas mitocôndrias. O 6º estágio facilitou a compreensão da base científica da relação entre Halden, Bohr e o oitavo e nono estágios do ciclo fechado de 9 estágios de condutância de prótons e elétrons. Foi fácil compreender este mecanismo, uma vez que os iões de hidrogénio são tamponados pela hemoglobina, enquanto os iões de bicarbonato são bombeados para fora das células por mecanismos de transporte activo, tais como o fenómeno, o deslocamento do cloreto, o fenómeno Hamburger ou o fenómeno Lineas .

1. o deslocamento de Humburger : a troca de bicarbonato nos glóbulos vermelhos (RBC) com cloreto do plasma nos pulmões ocorre no nono estágio localizado na membrana respiratória e no circuito pulmonar, resultando em um aumento na captação de oxigênio do ar alveolar sob o efeito do aumento da entrada de bicarbonato pelo mecanismo de deslocamento de íons bicarbonato/cloreto, levando a um aumento na formação de HbO_2 , resultando na liberação de prótons e elétrons de substratos alimentares sob a ação indireta do oxigênio liberado do entorno da membrana do eritrócito em a 8ª etapa.

8.7.O ciclo de Krebs e os oitavo e nono estágios do potencial redoxi da membrana , três ciclos completos de nove etapas dependentes do estado de condutância de prótons no corpo humano

formam-se ATP, água metabólica e CO_2 (dióxido de carbono). Se não iniciarmos outro processo seguinte, durante o qual prótons livres e dióxido de carbono são convertidos e eliminados, seria impossível iniciar um novo ciclo de Krebs, levando a um déficit agudo de ATP e morte celular.

HbO_2 -processesat foi após o processo afciclo?r Thesele , estes estágios : htecido respiratório ; circuito ipulmonar ; roxygenit - upload de oxigênio pelo mecanismo de mudança de íons bicarbonato/cloreto Liberação de oxigênio da HbO_2 - sob efeito da saída de bicarbonato pelo mecanismo de mudança de íons bicarbonato/cloreto, levando ao aumento de oxigênio no 6º estágio mitocondrial, Nono estágio, como Respiratório Membrana, Circuito Pulmonar, Aumento da Captação de Oxigênio do Ar Alveolar, Sob Efeito de Aumento

O oitavo e o nono estágios desempenham o papel de força atrativa em relação à liberação de átomos de hidrogênio dos alimentos e de prótons e elétrons no ciclo de Krebs.

O ciclo de Krebs é a primeira parte de um ciclo fechado de 9 estágios; sem o ciclo de Krebs, não é impossível manter a existência normal de um ciclo fechado de condutância de prótons de 9 estágios.

Neste caso, se adicionarmos os 2 estágios a seguir como 8, 9 estágios criam o terreno normal para conduzir um ciclo de 9 estágios de condutância de prótons.

HbO_2 -sob o ciclo de Krleadscyclthe oitavo estágio : tecido respiratório, circuito pulmonar , e oxigênio - carregamento de oxigênio por mecanismos de deslocamento de íons bidarbonato / cloreto. Liberação de oxigênio da HbO_2 - sob efeito da saída do bicarbonato pelo mecanismo de mudança de íons bicarbonato/cloreto, levando ao aumento de oxigênio no 6º estágio mitocondrial, Nono estágio - como Membrana respiratória - Circuito pulmonar: aumento da captação de oxigênio alveolar ar

(Onde convergem comendo comida e inalando oxigênio)

sob efeito do aumento da entrada de bicarbonato pelo mecanismo de deslocamento de íons bicarbonato/cloreto, levando ao aumento da formação de HbO_2 , resultando na liberação de prótons e elétrons dos substratos alimentares sob a ação indireta do oxigênio liberado do entorno da membrana do eritrócito no 8ª etapa; transferência de próton e elétron para NADH e $FADH_2$ com liberação de CO_2 no ciclo de Krebs.

Observe que o citrato é a primeira molécula criada após a adição de acetil CoA. É por isso que o ciclo de Krebs também é conhecido como ciclo do ácido cítrico. Este processo é conhecido como "ciclo" porque sempre termina com *oxaloacetato,* que pode ser combinado com um novo acetil CoA para produzir uma nova molécula de citrato para cada ciclo.

Todas as células "respiram" bombeando prótons (íons de hidrogênio) através de uma membrana, o que queimaria os doadores de alimentos com oxigênio. Todos estes são condicionados pela geração de ATP (a moeda energética universal da vida) usando o meio de reação incluído no ciclo de Krebs como "doadores + potenciais redox de membrana sistema de linha de três estados + O_2 + ADP + Pi + H^+ + nH + espaço da membrana = (ATP + energia térmica) + H_2O + nH + matriz + CO_2 ", que pertence ao ciclo completo de condutância de prótons de 9 etapas dependente de três estados do potencial redoxi da membrana descrito por nós.

O fluxo de prótons através das turbinas de membrana gira a haste da ATP sintase, e as mudanças conformacionais induzidas por esta rotação catalisam a síntese de ATP dentro do meio de reação como "doadores + potenciais redox de membrana sistema de linha de três estados + O_2 + ADP + Pi + H^+ + $nH^+_{\text{espaço da membrana}}$ = (ATP + energia térmica) + H_2O + nH^+_{matriz} + CO_2 ".

Este processo, à medida que a vida hidrogena o dióxido de carbono, liga átomos de hidrogênio ao CO_2 , convertendo o dióxido de carbono em

moléculas orgânicas, foi a base evolutiva do ciclo de Krebs, que incluía um meio de reação como "doadores + potenciais redox de membrana sistema de linha de três estados + O_2 + ADP + Pi + H^+ + nH + espaço da membrana = (ATP + energia térmica) + H_2O + $nH^+{}_{matriz}$ + CO_2", que pertence ao ciclo completo de condutância de prótons de 9 etapas dependente de três estados do potencial redoxi da membrana descrito por nós.
E. Walker (1982) esclareceu a estrutura tridimensional da enzima, que consiste em um grupo de proteínas (a porção F_0) embutido na membrana interna e conectado por uma espécie de haste ou eixo de proteína a outro grupo de proteínas (a porção F1).
A passagem de íons hidrogênio através da membrana faz com que a porção F_0 e o pedúnculo girem, e essa rotação altera a configuração das proteínas na porção F_1.
Os resultados de E. Walker apoiaram o "mecanismo de mudança de ligação" de Boyer, que propunha que a enzima funciona alterando a posição dos seus grupos de proteínas de modo a alterar a sua afinidade química pelo ATP e pelas suas moléculas precursoras.
Pela primeira vez, revelamos que o ciclo completo de 9 etapas da condutância de prótons dentro do corpo humano começa com a liberação de prótons e elétrons de substratos alimentares sob a ação indireta do oxigênio liberado dos arredores da membrana do eritrócito no 9- estágio de passo por uma figura de circuito fechado.
É mais interessante que o potencial redoxi da membrana depende de três estados, ciclo completo de 9 etapas de condutância de prótons, incluindo o ciclo de Krebs, precedido pela glicólise (após a glicólise, o piruvato é convertido em acetil CoA para entrar no ciclo do ácido cítrico porque a glicólise - a degradação celular do
(Onde convergem comendo comida e inalando oxigênio)
açúcar simples glicose para produzir ácido pirúvico e ATP como fonte de energia - funciona normalmente com a passagem de íons hidrogênio pela membrana, fazendo com que a porção F_0 e o pedúnculo girem, e essa rotação altera a configuração das proteínas no F_1 parte, conforme confirmado por J. Walker e PD Boyer.
Pode-se dizer que a parte final do potencial redoxi da membrana , ciclo completo de nove etapas de condutância de prótons, dependente de três estados, incluindo o ciclo de Krebs, deve ser conectada ao "mecanismo de mudança de ligação", que propõe que a enzima funciona alterando a posição de seus grupos proteicos de forma a alterar sua afinidade química pelo ATP e sua molécula precursora , conforme confirmado por J. Walker e PD Boyer.

via metabólica livre de oxigênio , que ocorre amplamente, indicando que é uma via metabólica antiga que tem desempenhado um papel importante na geração de mais ATP, NADPH (8-38 ATPs por glicose) na reação meio como "Doadores + potenciais redox de membrana sistema de linha de três estados + O_2 + ADP + Pi + H^+ + $nH^+_{espaço\ da\ membrana}$ = (ATP + energia térmica) + H_2O + nH^+_{matriz} + CO_2 "que pertence ao ciclo completo de condutância de prótons de três estados dependente de três estados do potencial redoxi da membrana , devido à participação do oxigênio.

As oito etapas do ciclo do ácido cítrico são uma série de reações redox, desidratação, hidratação e descarboxilação. Cada volta do ciclo forma um GTP ou ATP, bem como três moléculas de NADH e uma molécula de $FADH_2$, que serão utilizadas em etapas posteriores da respiração celular para produzir ATP para a célula devido ao meio de reação como "doadores + membrana - redox potenciais sistema de linha de três estados + O_2 + ADP + Pi + H^+ + $nH^+_{espaço\ de\ membrana}$ = (ATP + energia térmica) + H_2O + nH^+_{matriz} + CO_2 "que pertence ao ciclo completo de condutância de prótons de três estados dependente de três estados do potencial redoxi da membrana, descrito por nós.

O ciclo fornece precursores incluindo certos aminoácidos, bem como o agente redutor NADH que é usado em inúmeras reações bioquímicas dentro do meio de reação como doadores + potenciais redox de membrana sistema de linha de três estatísticas + O_2 + ADP + Pi + H^+ + nH + espaço da membrana = (ATP + energia térmica) + H_2O + nH^+_{matriz} + CO_2 "que pertence ao potencial redoxi da membrana , ciclo completo de 9 etapas dependente de três estados de condutância de prótons.

Desta forma, o ciclo de Krebs se distingue pelo fato de que a primeira etapa é uma etapa de condensação, combinando o grupo acetil de dois carbonos (do acetil CoA) com uma molécula de oxaloacetato de quatro carbonos para formar uma molécula de citrato de seis carbonos. (a taxa desta reação é controlada por feedback negativo e pela quantidade de ATP disponível, como se os níveis de ATP aumentassem, a taxa desta reação diminuiria). Na etapa seguinte, o citrato perde uma molécula de água e é convertido em isocitrato. Na terceira etapa, o isocitrato é oxidado, produzindo uma molécula de cinco carbonos, o a-cetoglutarato, juntamente com uma molécula de CO_2 e dois elétrons, que reduzem o NAD+ a NADH. Um grupo fosfato é substituído pela coenzima A e uma ligação de alta energia é formada (etapa 5). Um processo de desidratação converte succinato em fumarato e dois átomos de hidrogênio são transferidos para FAD, produzindo $FADH_2$ (etapa 6). A energia contida nos elétrons desses átomos é insuficiente para reduzir o NAD

$^{+}$, mas adequada para reduzir o FAD. Água é adicionada ao fumarato durante a etapa sete e o malato é produzido. A última etapa do ciclo do ácido cítrico regenera o oxaloacetato pela oxidação do malato. Outra molécula de NADH é produzida dentro do meio de reação como "doadores + potenciais redox de membrana sistema de linha de três estados + O_2 + ADP + Pi + H^+ + $nH^+_{espaço\ de\ membrana}$ = (ATP + energia térmica) + H_2O + nH^+_{matriz} + CO_2 "que pertence ao ciclo completo de condutância de prótons de três estados dependente de três estados do potencial redoxi da membrana, conforme descrito por nós.

É mais interessante que o ciclo de Krebs e o ciclo completo de condutância de prótons de nove etapas dependente de três estados do potencial redoxi da membrana , descritos por nós, sejam mais semelhantes entre si em figuras de circuito fechado. Ao contrário da glicólise, o ciclo do ácido cítrico é um circuito fechado: a última etapa do ciclo do ácido cítrico regenera o oxaloacetato oxidando o malato, enquanto a primeira etapa do ciclo de Krebs é uma etapa de condensação. A combinação do grupo acetil de dois carbonos (do acetil CoA) com uma molécula de oxaloacetato de quatro carbonos leva à formação de uma molécula de citrato de seis carbonos, que é usada na primeira etapa como doadora de prótons e elétrons.

Semelhante ao ciclo de Krebs, o ciclo completo de nove etapas de condutância de prótons dependente de três estados do potencial redoxi da membrana descrito por nós também tem uma figura de circuito fechado.

No último nono estágio do potencial redoxi da membrana , três estados dependentes de 9 etapas do ciclo completo de condutância do próton, o próton se combina com a hemoglobina (geração de HbH), o que promove a liberação de oxigênio da hemoglobina, a difusão de oxigênio para todas as células condicionando a liberação de próton , elétrons de substratos alimentares como prótons, doadores de elétrons no estágio 1 do ciclo fechado, descritos por nós, também prótons liberados da hemoglobina promovem a captação de oxigênio pela hemoglobina, CO_2 promove a geração de prótons livres por mecanismo como H_2CO_3 - = $H+HCO_3$, a anidrase carbônica catalisa a formação de CO_2 a partir de H_2CO_3 e CO_2 se difunde nos alvéolos no último estágio do ciclo fechado de condutância de prótons.

Os grandes organismos devem remover o dióxido de carbono de todas as suas células. Nestes animais, o dióxido de carbono é normalmente trocado nas guelras ou nos pulmões por oxigénio, o que ajuda a impulsionar as fases finais da respiração aeróbica .

O ciclo de Krebs é provavelmente a parte mais importante do processo de

respiração aeróbica porque impulsiona a formação de transportadores de elétrons. Essas operadoras são importantes. Eles carregam a energia usada para criar um grande número de moléculas de ATP nas etapas finais da respiração aeróbica. Os transportadores de elétrons produzidos (NADH e $FADH_2$) não podem fornecer energia diretamente aos processos celulares. Em vez disso, os processos da cadeia de transporte de elétrons e da fosforilação oxidativa utilizarão a energia dessas moléculas para ativar o complexo enzimático *ATP sintase* , que produz ATP.
https://biologydictionary.net/krebs-cycle/
O ciclo de Krebs, também chamado de *ciclo do ácido cítrico* , é a segunda etapa principal da fosforilação oxidativa. Depois que a glicólise quebra a glicose em moléculas menores de 3 carbonos, o ciclo de Krebs transfere a energia dessas moléculas para transportadores de elétrons, que serão usados na cadeia de transporte de elétrons para produzir ATP.
A maioria dos organismos utiliza a glicose como principal fonte de combustível, mas devem decompor essa glicose e armazenar a energia em ATP e outras moléculas. O ciclo de Krebs está contido nas mitocôndrias . Dentro da matriz mitocondrial, as reações do ciclo de Krebs adicionam elétrons e prótons a vários transportadores de elétrons, que são então usados pela cadeia de transporte de elétrons para produzir ATP.
O ciclo de Krebs começa com os produtos da glicólise, que são duas moléculas de três carbonos conhecidas como piruvato. Essa molécula é ácida, por isso o ciclo de Krebs também é chamado de ciclo do ácido tricarboxílico (TCA). Ao longo de uma série de reações, essas moléculas são posteriormente decompostas em dióxido de carbono. A energia das moléculas é transferida para outras moléculas, chamadas transportadoras de elétrons . Essas moléculas transportam a energia armazenada para a cadeia de transporte de elétrons, que por sua vez cria ATP.
Então, a célula utiliza esse ATP para alimentar diversas reações celulares, como a ativação de enzimas ou proteínas de transporte. O ciclo de Krebs é o segundo de quatro processos diferentes que devem ocorrer para extrair energia da glicose. Ao todo, o ciclo de Krebs consiste em nove reações sequenciais.
A primeira etapa da utilização da glicose, *a glicólise,* produz alguns ATPs, bem como as moléculas que serão processadas no ciclo de Krebs. Durante a glicólise, uma única molécula de glicose é dividida em duas moléculas menores de três carbonos chamadas *piruvato* . O piruvato é então convertido em *acetil CoA* . O acetil CoA é então utilizado no ciclo de Krebs para produzir vários produtos importantes. Por sua vez, estes produtos

impulsionam a formação de ATP, a principal fonte de energia da célula.
Antes dos primeiros estágios do ciclo de Krebs, o piruvato é convertido em acetil CoA. Durante este processo, são produzidas uma molécula de CO_2 e uma molécula do transportador de elétrons NADH. O ciclo de Krebs envolve a conversão deste acetil CoA em dióxido de carbono. Durante as etapas do ciclo, são liberadas duas moléculas de CO_2, além de mais três moléculas de NADH, uma de $FADH_2$ e uma de GTP.
formam-se ATP, água metabólica e CO_2 (dióxido de carbono). Se não iniciarmos outro processo seguinte, durante o qual prótons livres e dióxido de carbono são convertidos e eliminados, seria impossível iniciar um novo ciclo de Krebs, levando a um déficit agudo de ATP e morte celular.
Que processos continuaram após o ciclo de Krebs? São eles o oitavo estágio: tecido respiratório; circuito pulmonar; carregamento de oxigênio pelo mecanismo de mudança de íons bicarbonato/cloreto Liberação de oxigênio da HbO2 - sob efeito da saída de bicarbonato pelo mecanismo de mudança de íons bicarbonato/cloreto, levando ao aumento de oxigênio em um 6º estágio mitocondrial, Nono estágio, como Membrana Respiratória Pulmonar Circuito, Aumento da Captação de Oxigênio do Ar Alveolar, Sob Efeito de Aumento
O oitavo e o nono estágios desempenham o papel de força atrativa em relação à liberação de átomos de hidrogênio dos alimentos e de prótons e elétrons no ciclo de Krebs.
O ciclo de Krebs é a primeira parte de um ciclo fechado de 9 estágios; sem o ciclo de Krebs, não é impossível manter a existência normal de um ciclo fechado de condutância de prótons de 9 estágios.
Neste caso, se adicionarmos os 2 estágios a seguir como 8, 9 estágios criam o terreno normal para conduzir um ciclo de 9 estágios de condutância de prótons.
O novo ciclo do ciclo de Krebs leva ao oitavo estágio: tecido respiratório, circuito pulmonar e carregamento de oxigênio por mecanismos de deslocamento de íons bicarbonato e cloreto. Liberação de oxigênio da HbO2 - sob efeito de saída de bicarbonato pelo mecanismo de deslocamento de íons bicarbonato / cloreto, levando ao aumento de oxigênio no 6º estágio mitocondrial, Nono estágio - como Membrana respiratória - Circuito pulmonar: aumento da captação de oxigênio do ar alveolar sob efeito do aumento da entrada de bicarbonato pelo mecanismo de deslocamento de íons bicarbonato/cloreto, levando ao aumento da formação de HbO2, resultando na liberação de prótons e elétrons dos substratos alimentares sob a ação indireta do oxigênio liberado do entorno da membrana do eritrócito no 8º

estágio; transferência de próton e elétron para NADH e FADH $_2$ com liberação de CO_2 no ciclo de Krebs.
Observe que o citrato é a primeira molécula criada após a adição de acetil CoA. É por isso que o ciclo de Krebs também é conhecido como ciclo do ácido cítrico. Este processo é conhecido como "ciclo" porque sempre termina com *oxaloacetato,* que pode ser combinado com um novo acetil CoA para produzir uma nova molécula de citrato para cada ciclo.
O potencial redox de membrana é um ciclo completo de condutância de prótons dentro do corpo humano, dependente do sistema de linha de três estados . Este processo é conhecido como "ciclo" porque sempre termina no nono estágio do ciclo próximo encenado de condutância de prótons na localização da membrana respiratória e do circuito pulmonar, resultando no início do próximo estágio: a liberação de prótons. e elétrons de substratos alimentares sob a ação indireta do oxigênio liberado do entorno da membrana do eritrócito no nono estágio.
1.1.Este mecanismo ocorre quando os íons hidrogênio são tamponados pela hemoglobina, enquanto o íon bicarbonato é bombeado para fora das células eritrocitárias por mecanismos de transporte ativo por deslocamento de cloreto. O fenômeno Hamburger ou fenômeno lineas ocorreu durante a oitava etapa e funcionou ao nível do circuito pulmonar. A respiração do tecido é caracterizada pelo carregamento de oxigênio pelo mecanismo de deslocamento de íons bicarbonato/cloreto, liberando oxigênio da HbO_2, sob o efeito da saída de bicarbonato pelo mecanismo de deslocamento de íons bicarbonato/cloreto, levando a um aumento de oxigênio nas mitocôndrias.
1.2.A relação integrada entre todas as funções seguintes como prótons, geradas nas mitocôndrias de 50-80 trilhões de células (agora por nós mitocôndrias fluxo de prótons denominado como 1-7 estágios de condutância de prótons) foram necessárias outras estruturas especiais como o ambiente da membrana eritrocitária para embalagem de prótons - outro sistema precisa absorver a atividade extra de H^+ gerada como resultado do processo conduzido nos estágios 1-7 da condutância de prótons para que haja um verdadeiro tamponamento, também a maior afinidade da desoxihemoglobina pelos prótons aumenta a síntese de bicarbonato e, consequentemente, aumenta a capacidade do sangue desoxigenado para dióxido de carbono ocorreu durante o oitavo estágio funcionou no nível do circuito pulmonar. O tecido respiratório é caracterizado pelo carregamento de oxigênio pelo mecanismo de mudança de íon bicarbonato/cloreto e pela liberação de oxigênio da HbO_2 sob o efeito de a saída do bicarbonato pelo mecanismo de deslocamento do íon bicarbonato/cloreto, levando a um aumento de oxigênio

no 6º estágio mitocondrial.

relação integrada entre todas as funções a seguir, como a troca de bicarbonato nos glóbulos vermelhos (RBC) com cloreto do plasma nos pulmões, bem como prótons gerados nas mitocôndrias de 50-80 trilhões de células (agora por nós mitocôndrias fluxo de prótons chamado como 1-7 estágios de condutância de prótons), precisaram de outra estrutura especial como o entorno da membrana eritrocitária para o empacotamento de prótons - outro sistema para absorver a atividade extra de H^+ gerada como resultado do processo conduzido nos estágios 1-7 de condutância de prótons para um verdadeiro buffer. Circuito pulmonar resultante do aumento da captação de oxigênio do ar alveolar sob o efeito do aumento da entrada de bicarbonato pelo mecanismo de deslocamento de íons bicarbonato/cloreto, levando ao aumento da formação de HbO_2, resultando na liberação de prótons e elétrons dos substratos alimentares sob a ação indireta do oxigênio liberado do entorno da membrana do eritrócito no 8º estágio, transferência de próton, elétron para NADH, $FADH_2$ com liberação de CO_2 no ciclo de Krebs.

8.8.O ciclo completo de nove etapas da condutância de prótons e a perturbação dependente do tempo do fluxo normal de elétrons e prótons no sentido horário durante uma escassez de doadores e aceitadores

Até agora, as descobertas recentes da literatura não puderam dar a resposta apropriada a questões principalmente importantes, como em que intervalo de tempo após a escassez de doadores e aceitadores todas as células não foram submetidas à morte pela preservação e manutenção do fluxo normal de elétrons e prótons no sentido horário com duração de 4-5 segundos de cada ciclo, também liberando normalmente prótons,

elétron de substratos alimentares (carboidrato, aminoácidos , ácidos graxos) e pela transferência normal de próton, elétron para NADH como átomo de hidrogênio e formação de CO_2 no ciclo de Krebs, por transferência normal de elétron para o citocromo C sem próton acompanhante, por translocação normal de próton para o espaço intermembrana da mitocôndria sem o elétron acompanhante, pela criação normal de gradiente de próton no espaço intermembrana da mitocôndria e pela transferência normal de próton para a matriz através da síntese de ATP com tendência normal de formação de água metabólica na matriz mitocondrial por oxidação do próton por oxigênios moleculares , ou seja , pela protonação normal do oxigênio molecular pelo próton da matriz, pela existência de condições prévias normais de difusão do próton, difusão da água metabólica através da membrana plasmática dos glóbulos vermelhos com participação de canais de proteína aquaporina e liberação normal de oxigênio da hemoglobina , difusão de oxigênio para as

células.
Seria interessante se pudesse estabelecer o tempo correspondente, durante o qual se formou a zona normal, onde normalmente existia o fluxo normal de elétrons e prótons no sentido horário com duração de 4-5 segundos de cada ciclo e o tempo correspondente durante o qual se formou a fronteira zona onde ocorreu a parada temporária do fluxo normal de elétrons e prótons no sentido horário com diminuição do nível de atividade da desidrogenase e onde também foram provocados os retrocessos evolutivos no sentido anti-horário e antiespiral da segunda evolução da equação do tempo tardio do fluxo de elétrons e prótons para equação da primeira evolução da evolução inicial com provocação da liberação de próton, elétron da glicose por glicólise, seguida pela transferência de próton, elétron para NAD, formação de NADH e síntese dependente de fosforilação do substrato de ATP sem participação do potencial redoxi da membrana sistema de 3 estados, oxigênios, O ATP se sincroniza com a formação do produto final como piruvato, levando à
formação de zona de necrose completa onde ocorreu a parada completa do fluxo normal de elétrons e prótons no sentido horário.
Estamos propondo que o meio de reação de "doadores + membrana - potenciais redox sistema de linha de três estados + O_2 + ADP + Pi + H^+ + nH + espaço de membrana = (ATP + energia térmica) + H_2O + nH + matriz + CO_2 "é condicionado pelo aparecimento de vários danos às células dependentes do tempo após escassez de doadores e aceitadores.
Por nós revelou o t após a escassez de doadores e aceitadores ter sido formada a zona de necrose aguda devido à perturbação dos meios de reação de "Doadores + membrana - potenciais redox três - sistema de linha de estado + O_2 + ADP + Pi + H^+ + nH + espaço da membrana = (ATP + energia térmica) + H_2O + nH + matriz + CO_2" dependendo do tempo de escassez de doadores e aceitadores nas seguintes formas:
Durante 0-20 minutos após a escassez de doadores e aceitadores, todas as células não foram submetidas a danos, onde o fluxo normal de elétrons e prótons no sentido horário com duração de 4-5 segundos de cada ciclo permaneceu normal, formando o assim- chamada zona normal.
Durante 20 a 30 minutos após a escassez de doadores e aceitadores, alguma parte das células foi submetida a danos resultantes da formação de uma zona fronteiriça onde ocorreu a parada temporária do fluxo normal de elétrons e prótons no sentido horário com retrocessos evolutivos no sentido anti-horário e antiespirais. da equação do tempo tardio da segunda evolução do fluxo de elétrons e prótons até a equação do primeiro tempo da evolução inicial com

provocação da liberação de próton, elétron da glicose por glicólise, seguida pela transferência de próton, elétron para NAD, formação de NADH e fosforilação do substrato acompanhada por biossíntese de ATP
sem participação do potencial redoxi da membrana , sistema de 3 estados, oxigênios, ATP sintetizam-se com formação do produto final como piruvato.
Durante os 30 minutos após a escassez de doadores e aceitadores, formou-se a zona de necrose completa, e observou-se que a parada completa do fluxo normal de elétrons e prótons no sentido horário
A característica da zona normal, que permaneceu normalmente durante 0-20 minutos após uma escassez de doadores e aceitadores e onde o fluxo normal de elétrons e prótons no sentido horário é preservado normalmente, distingue-se pela localização periférica, um nível normal de atividade de desidrogenase e um nível normal de vascularização (Ambaga M., Kogan AK, Kudrin AN, 1984).
A característica da zona fronteiriça, que se formou durante 20 minutos após a escassez de doadores e aceitadores, onde ocorreu a parada temporária do fluxo normal de elétrons e prótons no sentido horário, distingue-se pela localização intermediária e nível diminuído de atividade de desidrogenase e nível relativamente normal de vascularização, também retrocessos evolutivos semelhantes a antiespirais da equação do tempo tardio da segunda evolução do fluxo de elétrons e prótons para a equação do primeiro tempo da evolução inicial com provocação da liberação de próton, elétron da glicose por glicólise, seguida pela transferência de próton, elétron para NAD, formação de NADH e biossíntese de ATP relacionada à fosforilação do substrato sem participação do sistema de estado 3 do potencial redoxi da membrana , oxigênios, síntese de ATP, formação do produto final como piruvato.
A característica da zona de necrose completa, que se formou durante 30 minutos após a escassez de doadores e aceitadores, foi a parada completa do fluxo normal de elétrons e prótons no sentido horário, distinguida pela localização central, parada completa da atividade da desidrogenase e falta de vascularização (Ambaga M., Kogan AK, Kudrin AN, 1984).
Desta forma, zonas onde o fluxo normal de elétrons e prótons no sentido horário não foi perturbado durante 0 a 20 minutos após a escassez de doadores e aceitadores, são caracterizadas pela manutenção do fluxo normal de elétrons e prótons no sentido horário com duração de 4 a 5 segundos de cada ciclo e pela criação do nível normal de liberação de prótons, elétrons de substratos alimentares (carboidratos, aminoácidos , ácidos graxos), também pela manutenção da pré-condição normal de transferência de prótons, elétrons para NADH como átomo de hidrogênio e formação de CO_2 no ciclo

de Krebs, também por transferência normal de próton, elétron para KoQ como átomo de hidrogênio, por transferência normal de elétron para citocromo C sem próton acompanhante, por translocação normal de próton para o espaço intermembrana da mitocôndria sem elétron acompanhante e por criação normal de próton gradiente no espaço intermembrana das mitocôndrias e após a transferência do próton para a matriz através da síntese de ATP e pela formação normal de água metabólica na matriz da mitocôndria pela oxidação do próton pelos oxigênios moleculares, ou seja , pela protonação do oxigênio molecular pelo próton da matriz.

A zona fronteiriça, que se formou durante 20 minutos após a escassez de doadores e aceitadores, é caracterizada pela formação de formas mistas de reação como "Doadores + membrana - potenciais redox três - sistema de linha de estado + O_2 + ADP + Pi + H^{++} nH + espaço de membrana = (ATP + energia térmica) + H_2O + nH + matriz + CO_2 "e forma de reação como "Doadores + ADP + Pi + H^+ + nH + espaço de membrana = (ATP + energia térmica) + matriz + piruvato, denominado glicólise.

A zona de necrose completa, que se formou durante 30 minutos após a escassez de doadores e aceitadores, onde ocorreu a parada completa do fluxo normal de elétrons e prótons no sentido horário, é caracterizada pela parada irreversível da condutância de elétrons e prótons no início: na fase de liberação do próton, elétron da comida
substratos (carboidrato, aminoácidos , ácidos graxos), em segundo: na fase de transferência de próton, elétron para NADH como átomo de hidrogênio e formação de CO_2 no ciclo de Krebs, em terceiro: na fase de transferência de próton, elétron para KoQ como átomo de hidrogênio, na quarta: na fase de transferência do elétron para o citocromo C sem o próton acompanhante, na quinta: na fase de translocação do próton para o espaço intermembranar da mitocôndria sem o elétron acompanhante, na sexta: na fase de criação do gradiente de prótons no espaço intermembrana das mitocôndrias e após a transferência do próton para a matriz através da síntese de ATP, no sétimo: no estágio de formação de água metabólica na matriz mitocondrial por oxidação do próton por oxigênios moleculares, ou seja , por protonação de oxigênio molecular por matriz próton, no oitavo: na fase de difusão do próton, difusão da água metabólica através da membrana plasmática das hemácias com participação dos canais proteicos aquaporina e entrada de oxigênio do pulmão para o eritrócito, entrada de dióxido de carbono das células para o eritrócito, também no nono: na fase de formação de prótons livres a partir da água metabólica novamente por reação como H_2CO_3 = H + HCO_3 (H_2CO_3 formado a partir da água metabólica), o próton se combina

com a hemoglobina (geração de HbH) que promove a liberação de oxigênio da hemoglobina , difusão de oxigênio para todas as células.

8.9.O ciclo completo de nove etapas de condutância de prótons e a formação de três zonas com vários graus de perturbações no fluxo normal de elétrons e prótons no sentido horário durante a escassez de doadores e aceitadores

Seria interessante se pudéssemos estabelecer quantas zonas se formaram após a escassez de doadores e aceitadores, qual zona se transformaria em zona de necrose total, onde ocorreu a parada completa do fluxo normal de elétrons e prótons no sentido horário, quais zonas foram facilmente submetidas a procedimentos de proteção para prevenção de danos celulares e farmacoterapia, e quais zonas

foram preservados no sentido horário o fluxo normal de elétrons e prótons e permaneceram normalmente.

Mas até agora, as descobertas recentes da literatura não conseguiram dar a resposta adequada às questões principalmente importantes acima mencionadas.

Estamos propondo que o meio de reação de "Doadores + membrana - potenciais redox três - sistema de linha de estado + O_2 + ADP + Pi + H_+ + $nH_{+ \text{membrana}} {}^\wedge {}_{\text{espaço}}$ = (ATP + energia térmica) + H_2O + nH^+_{matriz} + CO_2"são os locais, condicionando o aparecimento de todas as três zonas com vários graus de perturbações do fluxo normal de electrões e protões no sentido horário, incluindo a zona de necrose total onde ocorreu a paragem completa do fluxo normal de electrões e protões no sentido horário e também fronteira zona, que é facilmente submetida a procedimento de proteção, prevenção, farmacoterapia, a zona normal, quando são preservados o fluxo normal de elétrons e prótons no sentido horário com duração de 4-5 segundos de cada ciclo e permanece normal após escassez de doadores e aceitadores.

Pode-se dizer que dentro do meio de reação de "Doadores + membrana - potenciais redox três - sistema de linha de estado + O_2 + ADP + Pi + H_+ + nH + espaço de membrana = (ATP + energia térmica) + H_2O + nH + matriz + CO_2 "ocorreu o processo de mudança da reação como "Doadores + membrana - potenciais redox três - sistema de linha de estado + O 2 + ADP + Pi + H_+ + nH + espaço de membrana = (ATP + energia térmica) + H_2O + nH^+_{matriz} + CO_2"para reação como "Doadores + ADP + Pi + H_+ + $nH_{+ \text{espaço de membrana}}$ = (ATP + energia térmica) + matriz + piruvato, os chamados glicólise, que são conduzidos na forma de transferência de próton, elétron para NAD, formação de NADH e biossíntese dependente de fosforilação do substrato de ATP sem participação do potencial redoxi da membrana sistema de 3 estados

, oxigênios, ATP se sintetizam com a formação do produto final como piruvato, dependendo de qual forma de três zonas aparecem com vários graus de perturbações do fluxo normal de elétrons e prótons no sentido horário após escassez de doadores e aceitadores.

Foi revelado por nós que durante a escassez de doadores e aceitadores, três zonas básicas foram formadas devido à perturbação dos meios de reação produtores de ATP: "Doadores + membrana - potenciais redox três - sistema de linha de estado + O_2 + ADP + Pi + H^+ + nH + espaço da membrana = (ATP + energia térmica) + H_2O + nH + matriz + CO_2".

A primeira zona, onde o fluxo normal de elétrons e prótons no sentido horário com duração de 4-5 segundos por ciclo, permaneceu normal após uma escassez de doadores e aceitadores.

Segunda zona fronteiriça, onde ocorreu a parada temporária do fluxo normal de elétrons e prótons no sentido horário após a escassez de doadores e aceitadores, causando retrocessos evolutivos no sentido anti-horário, semelhantes a antiespirais, da equação de tempo final da segunda evolução do fluxo de elétrons e prótons para o início equação da primeira evolução com provocação da liberação de próton, elétron da glicose por glicólise, seguida pela transferência de próton, elétron para NAD, formação de NADH e fosforilação do substrato biossíntese de ATP relacionada sem participação do potencial redoxi da membrana sistema de 3 estados, oxigênios, ATP sincroniza-se com a formação do produto final como piruvato.

Terceira zona de necrose completa, onde ocorreu a parada completa do fluxo normal de elétrons e prótons no sentido horário após escassez de doadores e aceitadores.

Entre essas três zonas, a zona fronteiriça onde ocorreu a parada temporária do fluxo normal de elétrons e prótons no sentido horário com retrocessos evolutivos semelhantes a antiespirais da equação do tempo tardio da segunda evolução do fluxo de elétrons e prótons para a equação do primeiro tempo da evolução inicial com provocação de liberação de próton e elétron da glicose pela glicólise são distinguidos por este

que é facilmente submetido à proteção de danos, prevenção e farmacoterapia após escassez de doadores e aceitadores.

A característica de uma zona normal com um fluxo normal de elétrons e prótons no sentido horário com uma duração de 4-5 segundos de cada ciclo é diferenciada pela localização periférica, um nível normal de atividade de desidrogenase e um nível normal de vascularização.

A característica da zona fronteiriça onde ocorreu a parada temporária do fluxo normal de elétrons e prótons no sentido horário é distinguida pela localização intermediária e diminuição do nível de atividade da desidrogenase e nível relativamente normal de vascularização também por retrocessos evolutivos semelhantes a anti-horários da segunda evolução. equação do tempo tardio do fluxo de elétrons e prótons para a evolução inicial equação do primeiro tempo com provocação da liberação de próton, elétron da glicose por glicólise, seguida pela transferência de próton, elétron para NAD, formação de NADH e biossíntese de ATP dependente da fosforilação do substrato sem participação do potencial redoxi da membrana , sistema de 3 estados, oxigênios, ATP sintetizado, formação do produto final como piruvato.

A característica de uma zona de necrose completa onde a parada completa do fluxo normal de elétrons e prótons no sentido horário é distinguida por sua localização central, parada completa da atividade da desidrogenase e falta de vascularização (Ambaga M., Kogan AK, Kudrin AN, 1984).

Pode ser descrito como dois processos básicos que consistem na primeira fase isquêmica e na segunda fase de recuperação dentro da zona limítrofe, onde freqüentemente ocorre a parada temporária do fluxo normal de elétrons e prótons no sentido horário.

Na primeira fase isquêmica, o processo de mudança de reação como "Doadores + membrana - potenciais redox três - sistema de linha de estado + O_2 + ADP + Pi + H^+ + $nH^+_{\text{espaço de membrana}}$ = (ATP + energia térmica) + H_2O + nH^+_{matriz} + CO_2 "para reação como "Doadores + ADP + Pi + H^+ + $nH_{+\ \text{membrana espaço}}$ = (ATP + energia térmica) + matriz + puryvato , assim chamada glicólise.

Na segunda fase de recuperação, o processo de mudança da reação como "Doadores + ADP + Pi + H_+ + nH + espaço da membrana = (ATP + energia térmica) + matriz + piruvato, chamada glicólise, conduzindo a transferência de próton, elétron para NAD, formação de NADH e biossíntese relacionada à fosforilação do substrato de ATP sem participação do potencial redoxi da membrana sistema de 3 estados, oxigênios, ATP sintetizado, formação do produto final como piruvato para reação como "Doadores + membrana - potenciais redox linha de três estados sistema + O_2 + ADP + Pi + H^+ + nH + espaço da membrana = (ATP + energia térmica) + H_2O + nH + matriz + CO_2".

Se a primeira fase isquêmica é caracterizada pela prevalência de reações como "Doadores + ADP + Pi + H_+ + nH + espaço membranar = (ATP + energia térmica) + matriz + piruvato, a chamada glicólise não foi transformada em reação como "Doadores + membrana - potenciais redox sistema de linha de três estados + O_2 + ADP + Pi + H^+ + nH + espaço de membrana = (ATP + energia térmica) + H_2O + nH + matriz + CO_2", seria complicado pela formação de uma zona de necrose completa onde ocorreu a parada completa do fluxo normal de elétrons e prótons no sentido horário. Se a primeira fase isquêmica caracterizada pela prevalência de reações como "Doadores + ADP + Pi + H $_+$ + nH + espaço de membrana = (ATP + energia térmica) $_+$ + matriz + piruvato, a chamada glicólise foi transformada em reação como "Doadores + membrana - potenciais redox três - sistema de linha de estado + O_2 + ADP + Pi + H $_+$ + nH + espaço de membrana = (ATP + energia térmica) + H_2O + nH^+_{matriz} + CO_2" levaria à formação de uma zona normal, onde o fluxo normal de elétrons e prótons no sentido horário com duração de 4-5 segundos de cada ciclo permanece normal.

A prevalência da reação da segunda fase de recuperação como "doadores + potenciais redox de membrana sistema de linha de três estados + O_2 + ADP + Pi + H^+ + nH + espaço de membrana = (ATP + energia térmica) + H_2O + matriz + CO_2" "na zona fronteiriça levaria à recuperação do fluxo normal de elétrons e prótons no sentido horário, resultando na formação de uma zona normal.

Desta forma, zonas com fluxo normal de elétrons e prótons no sentido horário com duração de 4-5 segundos de cada ciclo são caracterizadas pela manutenção do fluxo normal de elétrons e prótons no sentido horário com duração de 4-5 segundos de cada ciclo e pela criação do nível normal de liberação de próton, elétron de substratos alimentares (carboidratos, aminoácidos , ácidos graxos), também pela criação da pré-condição normal de transferência de próton, elétron para NADH como átomo de hidrogênio e formação de CO_2 no ciclo de Krebs, por regulação normal de transferência de próton, elétron para KoQ como átomo de hidrogênio, pela regulação normal da transferência de elétron para o citocromo C sem o próton acompanhante, também pela tendência normal de translocação do próton para o espaço intermembranar da mitocôndria sem o elétron acompanhante, pela manutenção do nível normal de criação de gradiente de prótons no espaço intermembrana das mitocôndrias e após transferência de prótons para a matriz através da síntese de ATP.

A zona fronteiriça, onde ocorreu a parada temporária do fluxo normal de elétrons e prótons no sentido horário, é caracterizada pela formação de formas mistas de reações como "Doadores + membrana - potenciais redox três - sistema de linha de estado + O_2 + ADP + Pi + H $_+$ + nH + espaço da membrana = (ATP + energia térmica) + H_2O + nH $_{+\,matriz}$ + CO_2"e a reação se forma como "Doadores + ADP + Pi + H^+ + nH + espaço da membrana = (ATP + energia térmica) + matriz + piruvato, chamada glicólise.

Zona de necrose completa, onde ocorreu a parada completa do fluxo normal de elétrons e prótons no sentido horário, é caracterizada pela parada irreversível da condutância de elétrons e prótons em primeiro lugar: na fase de liberação de prótons, elétrons de substratos alimentares (carboidratos, aminoácidos , ácidos graxos) , em segundo: na etapa de transferência de próton, elétron para NADH como átomo de hidrogênio e formação de CO_2 no ciclo de Krebs, em terceiro: na etapa de transferência de próton, elétron para KoQ como átomo de hidrogênio, em quarto: no estágio de transferência de elétron para citocromo C sem próton acompanhante, no quinto: no estágio de translocação do próton para o espaço intermembranar da mitocôndria sem elétron acompanhante, no sexto: no estágio de criação do gradiente de prótons no espaço intermembranar da mitocôndria e após a transferência do próton para a matriz através da síntese de ATP, no sétimo: no estágio de formação da água metabólica na matriz mitocondrial pela oxidação do próton pelos oxigênios moleculares, ou seja , pela protonação do oxigênio molecular pelo próton da matriz, no oitavo: no fase de difusão do próton, difusão da água metabólica através da membrana plasmática das hemácias com participação dos canais proteicos aquaporina e entrada de oxigênio do pulmão para o eritrócito, entrada de dióxido de carbono das células para o eritrócito, também no nono: na fase de formação de prótons livres da água metabólica novamente por reação como $H_2CO_3 = H + HCO_3$ (H_2CO_3 formado a partir da água metabólica), o próton se combina com a hemoglobina (geração de HbH), o que promove a liberação de oxigênio da hemoglobina , difusão de oxigênio para as células e o próton liberado pela hemoglobina promove a captação de oxigênio pela hemaglobina e a anidrase carbônica catalisa a formação de CO_2 a partir de H_2CO_3 e o CO_2 se difunde nos alvéolos.

8.10. O ciclo completo de nove etapas da condutância de prótons e a biossíntese da base purina após uma parada parcial e completa dos fluxos de prótons e elétrons

(Onde convergem comendo comida e inalando oxigênio)

Seria interessante estabelecer a diferença na alteração na biossíntese dos ribonucleotídeos de pirimidina dependendo da parada parcial e completa da entrega do doador e do aceitador.

Uma parada completa da entrega do doador e do aceitador tem sido associada à formação da necrose completa das células, onde a parada completa do fluxo normal de elétrons e prótons no sentido horário levou a uma diminuição na biossíntese dependente de ATP de monofosfato de orotidina e ribonucleotídeos de pirimidina, bem como moléculas de DNA e RNA.

A participação de sistemas evolutivos tardios de transporte de prótons como

“doadores + membrana - potenciais redox três - sistema de linha de estado + O_2 + ADP + Pi + H^+ + nH + espaço de membrana = (ATP + energia térmica) + H_2O + nH + matriz + CO_2 ”na biossíntese de ribonucleotídeos de pirimidina apareceu como ATP + HCO_3 + glutamina + H_2O = fosfato de carbamoil, fosfato de carbamoil + aspartato = aspartato de carbamoil, aspartato de carbamoil = H_2O + diidroorotato, diidroorotato + quinino = orotato, orotato + PRPP = monofosfato de orotidina (OMP), OMP = CO_2 + monofosfato de uridina (UMP).
Mas até agora, as descobertas recentes da literatura não conseguiram dar a resposta adequada às questões principalmente importantes acima mencionadas. As moléculas de 5-fosforribosil-alfa-pirofosfato (PRPP), que foram sintetizadas com a participação da ribose-5 fosfato formada na via das pentoses fosfato e do CO_2 , moléculas de ATP formadas nos meios reacionais como “doadores + membrana - potenciais redox três -sistema de linha de estado + O_2 + ADP + Pi + H^+ + nH + espaço da membrana = (ATP + energia térmica) + H_2O + nH + matriz + CO_2 ”devido ao fluxo normal de elétrons e prótons no sentido horário, incluindo na estrutura do monofosfato de orotidina, após a realização das reações correspondentes, tornaram-se as partes estruturais inseparáveis da pirimidina
ribonucleotídeos, bem como moléculas de DNA e RNA. No âmbito do trabalho científico recente, pretendemos discutir os seguintes eventos biológicos interconectados inicialmente: formas normais e perturbadas de parâmetros básicos de sistemas bioenergéticos como “Doadores + membrana - potenciais redox sistema de linha de três estados + O_2 + ADP + Pi + H^{++} + nH + espaço da membrana = (ATP + energia térmica) + H_2O + nH + matriz + CO_2 ”, em segundo: a via biossintética dependente de ATP de monofosfato de orotidina e ribonucleotídeos de pirimidina, em terceiro: parada parcial e completa do fluxo normal de elétrons, prótons, no sentido horário, em quarto: em quais estágios do ciclo completo de 9 etapas da condutância de prótons ocorreu a parada parcial e completa do fluxo normal de elétrons, prótons, no sentido horário, em quinto: como evitar o parcial e parada completa do fluxo normal de elétrons e prótons no sentido horário, normalizando as formas perturbadas dos parâmetros básicos dos sistemas bioenergéticos mencionados acima.
Pode-se dizer que uma parada completa da biossíntese dependente de ATP de monofosfato de orotidina e ribonucleotídeos de pirimidina devido a uma parada completa da condutância de prótons e elétrons levaria à morte e danos irreversíveis às células. Paradas parciais na condutância de prótons e elétrons têm sido associadas à provocação de danos parciais às células, que são

facilmente submetidas a procedimentos de proteção para prevenção e farmacoterapia.

No caso de procedimento de prevenção e farmacoterapia adequados, as partes das células danificadas com parada parcial da condutância eletrônica dos prótons seriam transformadas em células normais, onde o fluxo normal de elétrons e prótons no sentido horário permaneceria normal.

Pode-se dizer que utilizando o meio de reação "Doadores + membrana - potenciais redox sistema de linha de três estados + O_2 + ADP + Pi + H^+ + nH + espaço de membrana

= (ATP + energia térmica) + H_2O + nH + matriz + CO2," o processo de biossíntese de monofosfato de orotidina e ribonucleotídeos de pirimidina, dependendo dos fluxos de prótons e elétrons.

A princípio, o grau médio de diminuição no nível de biossíntese de ATP dentro de "doadores + potenciais redox de membrana sistema de linha de três estados + O_2 + ADP + Pi + H^+ + nH + espaço de membrana = (ATP + energia térmica) + H_2O + nH + matriz + CO_2" foi conectado com a parada parcial da entrega do doador e do aceitante.

Em segundo lugar, a interrupção parcial da entrega do doador e do aceitador tem sido associada ao nível médio de biossíntese de monofosfato de orotidina e ribonucleotídeos de pirimidina.

Em terceiro lugar, a parada completa da biossíntese de ATP dentro de "doadores + potenciais redox de membrana sistema de linha de três estados + O_2 + ADP + Pi + H^+ + nH + espaço de membrana = (ATP + energia térmica) + H_2O + nH + matriz + CO_2" foi conectada com a parada completa da entrega do doador e do aceitante.

Quarto, a parada completa da entrega do doador e do aceitador tem sido associada à parada completa da biossíntese do monofosfato de orotidina e dos ribonucleotídeos de pirimidina.

Desta forma, a diminuição do gradiente de prótons dependendo da geração de moléculas de ATP e da formação de energia térmica, H_2O, nH , matriz e CO_2 dentro dos meios reacionais como "Doadores + potenciais redox de membrana linha de três estados sistema + O_2 + ADP + Pi + H^+ + nH + espaço da membrana = (ATP + energia térmica) + H_2O + nH + matriz + CO_2" levaria a uma parada parcial e completa da síntese de ribonucleotídeos de pirimidina como Monofosfato de uridina (UMP) porque a biossíntese dos ribonucleotídeos de pirimidina foi realizada com a participação do ATP em todas as etapas: como na primeira etapa: ATP + HCO_3 + glutamina + H_2O = carbamoil fosfato; no segundo estágio: carbamoil fosfato + aspartato = carbamoil aspartato; na terceira fase: aspartato de carbamoílo = H2O + di-hidroorotato; na quarta etapa: diidroorotato + quinina = orotato; na quinta etapa: orotato PRPP = monofosfato de orotidina (OMP); na sexta etapa: na sétima etapa: OMP = CO_2 + uridina monofosfato (UMP).

Se por algum motivo a limitação da biossíntese de ATP e formação de energia térmica, H_2O, nH^+_{matriz}, CO_2 na estrutura de meios de reação como "Doadores + membrana - potenciais redox sistema de linha de três estados + O_2 + ADP + Pi + H^+ + nH + espaço de membrana = (ATP + energia térmica) + H_2O + nH + matriz + CO_2" levaria à parada parcial e completa da síntese de monofosfato de citidina (CTP) porque a biossíntese de CTP ocorreu com a participação de ATP, esta reação apareceu como UTP + glutamina + H_2O = CTP.

A limitação da biossíntese de ATP, NADPH e formação de energia térmica, H_2O, nH+matriz e CO_2 em meios de reação como "Doadores + potenciais redox de membrana sistema de linha de três estados + O_2 + ADP + Pi + H^+ + nH + espaço da membrana = (ATP + energia térmica) + H_2O + nH^+_{matriz} + CO_2" também causaria a parada parcial e completa da biossíntese do monofosfato de timidina (dTMP), pois a biossíntese do dTMP precisou da participação do ATP como dUMP +N5, N10-Metileno - THF = dTMP.

8.11. O ciclo completo de nove etapas de condutância de prótons e biossíntese de ribose-5 fosfato após uma parada parcial e completa dos fluxos de prótons e elétrons

A via das pentoses fosfato gera NADPH e pentoses (açúcares de 5 carbonos), bem como ribose 5-fosfato , sendo este último um precursor para a síntese de nucleotídeos. Se houver qualquer perturbação no sistema de entrega de doadores e aceitadores como O2, equacione os meios de reação como "Doadores +

membrana - potenciais redox três - sistema de linha de estado + O_2 + ADP + Pi + H^+ + nH + espaço da membrana = (ATP + energia térmica) + H_2O + nH + matriz + CO_2" isso levaria a parcial e completo interrompendo o fluxo normal de elétrons e prótons no sentido horário sem formação de ATP, energia térmica, H_2O, $_{matriz}\,nH^+$, CO_2. Todos esses processos são acompanhados por distúrbios na biossíntese das moléculas de ribose-5 fosfato e 5-fosforribosil-alfa-pirofosfato (PRPP), também de purina, moléculas de base de pirimidina, moléculas de DNA, moléculas de RNA. Sem um meio de reação como "doadores + potenciais redox de membrana sistema de linha de três estados + O_2 + ADP + Pi + H^+ + nH + espaço de membrana = (ATP + energia térmica) + H_2O + nH + matriz + CO_2 "onde são formados compostos macroerg tão importantes como o ATP e um poderoso agente redutor como o NADPH, é impossível esperar pela tendência normal de biossíntese das moléculas de ribose-5 fosfato e 5-fosforibosil-alfa-pirofosfato (PRPP). No âmbito do trabalho científico recente, pretendemos discutir os seguintes eventos biológicos interconectados inicialmente: formas normais e perturbadas de parâmetros básicos de sistemas bioenergéticos como "Doadores + membrana - potenciais redox sistema de linha de três estados + O_2 + ADP + Pi + H^+ + nH + espaço da membrana = (ATP + energia térmica) + H_2O + nH + matriz + CO_2 ", em segundo lugar: os compostos macroérgicos como ATP e biossíntese dependente da condutância de prótons do fosfato de Ribose-5 e o Moléculas de 5-fosforibose l-alfa-pirofosfato (PRPP), em terceiro: a parada parcial e completa do fluxo normal de elétrons, prótons no sentido horário, em quarto: em quais estágios do ciclo completo de 9 etapas de condutância de prótons ocorreram o parcial e parada completa do fluxo normal de elétrons e prótons no sentido horário, em quinto lugar: como evitar a parada parcial e completa do fluxo normal de elétrons e prótons no sentido horário, normalizando as formas perturbadas dos parâmetros básicos dos sistemas bioenergéticos.

Ribose-5 fosfato incluindo na estrutura do 5-fosforribosil-alfa-pirofosfato (PRPP) após conduzir a reação com a participação de moléculas de ATP, devido ao fluxo normal de elétrons e prótons no sentido horário conduzido dentro de meios de reação produtores de ATP como " doadores + potenciais redox de membrana sistema de linha de três estados + O_2 + ADP + Pi + H^+ + nH + espaço de membrana = (ATP + energia térmica) + H_2O + nH + matriz + CO_2 "tornou-se a parte estrutural inseparável de moléculas de base de purina e pirimidina, bem como moléculas de DNA e RNA.

Esta reação foi conduzida como ribose-5 fosfato + ATP = 5-fosforibosil-alfa-pirofosfato (PRPP). Os distúrbios da biossíntese de compostos muito importantes como ATP, HADPH e formação de energia térmica, H_2O, matriz nH +, CO_2 em meios de reação como "Doadores + membrana - potenciais redox três - sistema de linha de estado + O_2 + ADP + Pi + H^+ + nH + espaço da membrana = (ATP + energia térmica) + H_2O + nH + matriz + CO_2 " levaria a perturbar a via das pentoses fosfato porque neste processo foi necessária a participação de ATP, HADP, HADPH como no primeiro estágio: glicose-6 fosfato + NADP = NADPH + H + 6-fosfoglucono -lactona, no terceiro estágio: 6-fosfogluconato + NADP = NADPH + CO_2 + Ribulose -5 fosfato, no quarto estágio: Ribulose -5 fosfato + Ribulose -5 fosfato isomerase = Ribose - 5 fosfato. Se houver qualquer perturbação no sistema de entrega de doadores e aceitadores como O_2 para a equação dos meios de reação como "Doadores + membrana - potenciais redox três - sistema de

linha de estado + O_2 + ADP + Pi + H + nH $_{espaço\ da\ membrana}$ = (ATP + energia térmica) + H_2O + nH $_{matriz}$ + CO_2" levaria à interrupção parcial e completa do fluxo normal de elétrons e prótons no sentido horário sem formação de ATP, energia térmica, H_2O, matriz nH^+, CO_2. Todos esses processos são acompanhados por distúrbios na biossíntese de
ribose-5 fosfato e as moléculas de 5-fosforribosil-alfa-pirofosfato (PRPP).
Além disso, se a tendência normal de biossíntese da biossíntese de ribose-5 fosfato tiver sido perturbada, isso causaria uma perturbação na biossíntese de moléculas de DNA e RNA porque o quinto estágio da biossíntese de bases de pirimidina requer a participação de 5-fosforibosil-alfa-pirofosfato (PRPP) como orotato + PRPP = monofosfato de orotidina (OMP), e a segunda etapa da biossíntese de bases purinas requer a participação de PRPP como PRPP + glutamina + H_2O = betta-5-fosforribosilamina. Entretanto, a biossíntese de PRPP foi conduzida da seguinte forma: ribose-5 fosfato + ATP = 5-fosforibosil-alfa-pirofosfato (PRPP).
Sem meios de reação como "doadores + potenciais redox de membrana sistema de linha de três estados + O_2 + ADP + Pi + H^+ + nH^+ $_{espaço\ de\ membrana}$ = (ATP + energia térmica) + H_2O + nH^+ $_{matriz}$ + CO_2 "onde compostos macroerg tão importantes como o ATP e um poderoso agente redutor como o NADPH, é absolutamente impossível a biossíntese de ribose-5 fosfato e 5-fosforibosil-alfa-pirofosfato, portanto a biossíntese de moléculas de DNA e RNA.
O meio de reação, "Doadores + potenciais redox de membrana sistema de linha de três estados + O_2 + ADP + Pi + H^+ + nH^+ $_{espaço\ de\ membrana}$ = (ATP + energia térmica) + H_2O + nH^+ $_{matriz}$ + CO_2", pertence ao ciclo completo de 9 etapas da condutância do próton.
A diminuição e interrupção da biossíntese de DNA e RNA dependente de ribose-5 fosfato e 5-fosforribosil-alfa-pirofosfato levaram à morte e danos reversíveis às células.
A reação biossintética de formação de 5-fosforibosil-alfa-pirofosfato (PRPP), que foi conduzida assim como ribose-5 fosfato + ATP = 5-fosforibosil-alfa-pirofosfato, tem necessitado fortemente do
(Onde convergem comendo comida e inalando oxigênio)
participação de elétrons evolutivos tardios e sistemas de transporte de prótons como "doadores + potenciais redox de membrana sistema de linha de três estados + O_2 + ADP + Pi + H^+ + nH + espaço de membrana = (ATP + energia térmica) + H_2O + nH^+ $_{matriz}$ + CO_2 "onde estão compostos macroérgicos muito importantes como o ATP e agentes redutores como o NADPH.
A participação de sistemas evolutivos tardios de transporte de prótons e elétrons como "doadores + potenciais redox de membrana sistema de linha de

três estados + O_2 + ADP + Pi $^{+H+nH}$ $_{espaço\ de\ membrana}$ = (ATP + energia térmica) + H_2O + nH $^{+}$ $_{matriz}$ + CO_2 "na biossíntese da ribose-5 fosfato apareceu como na primeira etapa: glicose-6 fosfato + NADP = NADPH + H + 6-fosfoglucono-lactona; na segunda etapa: 6-fosfoglucono-lactona + H_2O = H + 6-fosfogluconato; na terceira etapa: 6-fosfogluconato + NADP = NADPH + CO_2 + Ribulose-5 fosfato; na quarta etapa: Ribulose-5 fosfato + Ribulose-5 fosfato isomerase = Ribose-5 fosfato.

Desta forma, moléculas de Ribose-5 fosfato e 5-fosforribosil-alfa-pirofosfato (PRPP), que foram sintetizadas com a participação de moléculas de ATP, são formadas dentro de meios reacionais como "doadores + potenciais redox de membrana sistema de linha de três estados + O_2 + ADP + Pi + $_H{}^+$ + nH $_{+\ espaço\ de\ memória}$ = (ATP + energia térmica) + H_2O + nH $^{+}$ $_{matriz}$ + CO_2" devido ao fluxo normal de elétrons e prótons no sentido horário, incluindo na estrutura do monofosfato de inosina (IMP) e monofosfato de orotidina (OMP) após a realização das reações correspondentes, tornaram-se as partes estruturais inseparáveis das moléculas de base de purina e pirimidina, como bem como moléculas de DNA e RNA.

A princípio, o grau médio de diminuição no nível de biossíntese de ATP dentro de "Doadores + potenciais redox de membrana sistema de linha de três estados + O_2 + ADP + Pi + H $_{+}$ + nH $_{+\ espaço\ de\ membrana}$ = (ATP + energia térmica) + H_2O + nH $_{+matriz}$ + CO_2" foi associado à parada parcial dos fluxos de prótons e elétrons.

Em segundo lugar, a parada parcial do próton, a condutância do elétron dentro da membrana, os potenciais redox e os sistemas de linha de três estados levaram ao nível médio de biossíntese de ribose-5 fosfato e 5-fosforibosil-alfa-pirofosfato (PRPP).

Terceiro, o nível médio de biossíntese de ribose-5 fosfato e 5-fosforribosil-alfa-pirofosfato (PRPP) apareceu como o meio da velocidade de reação em todos os estágios da biossíntese de moléculas de base de purina e pirimidina.

Em quarto lugar, a parada completa da biossíntese de ATP dentro do sistema de linha de três estados "Doadores + potenciais redox de membrana + O_2 + ADP + Pi + H $^{+}$ + nH $_{+espaço\ da\ membrana}$ = (ATP + energia térmica) + H_2O + nH $_{+matriz}$ + CO_2 "foi conectado com a parada completa da condutância de prótons e elétrons dentro do sistema de linha de três estados dos potenciais redox da membrana.

Em quinto lugar, a parada completa do próton, a condutância do elétron dentro da membrana, os potenciais redox e o sistema de linha de três estados foram associados à parada completa da biossíntese de ribose-5 fosfato e 5-fosforribosil-alfa-pirofosfato (PRPP), portanto, moléculas de base de purina e pirimidina.

8.12. O ciclo completo de nove etapas de condutância de prótons e a biossíntese de desoxirribonucleotídeos após a parada parcial e completa dos fluxos de prótons e elétrons

No âmbito do trabalho científico recente, pretendemos discutir os seguintes eventos biológicos interligados, inicialmente: formas normais e perturbadas de parâmetros básicos de sistemas bioenergéticos como "Doadores + membrana - potenciais redox três - sistema de linha de estado + O_2 + ADP + Pi + H_+ + $nH_{+\ \text{espaço de membrana}}$ = (ATP + energia térmica) + H_2O + nH^+_{matriz} + CO_2", em segundo: a biossíntese de desoxirribonucleotídeos dependente de ATP, em terceiro: parada parcial e completa do fluxo normal de elétrons, prótons no sentido horário, em quarto: em quais estágios do ciclo completo de 9 etapas de condutância de prótons ocorreram o parada parcial e completa do fluxo normal de elétrons e prótons no sentido horário, em quinto lugar: como evitar a parada parcial e completa do fluxo normal de elétrons e prótons no sentido horário, normalizando as formas perturbadas dos parâmetros básicos dos sistemas bioenergéticos mencionados acima.

A biossíntese de desoxirribonucleotídeos tem necessitado fortemente da participação de sistemas evolutivos tardios de transporte de prótons e elétrons como "doadores + potenciais redox de membrana sistema de linha de três estados + O_2 + ADP + Pi + H^+ + nH + espaço de membrana = (ATP + energia térmica) + H_2O + nH + matriz + CO_2 "onde se formaram compostos macro-erg muito importantes como ATP e NADPH.

Mas até agora, as descobertas recentes da literatura não conseguiram dar a resposta adequada às questões principalmente importantes acima mencionadas.

A limitação da biossíntese de ATP, NADPH e formação de energia térmica, H_2O, matriz nH +, CO_2 em meios de reação como "Doadores + membrana - potenciais redox três - sistema de linha de estado + O_2 + ADP + Pi + H^+ + nH + espaço da membrana = (ATP + energia térmica) + H_2O + nH + matriz + CO_2 "levaria à interrupção da formação de desoxirribonucleotídeos porque a biossíntese dos processos de biossíntese de desoxirribonucleotídeos precisava da presença de NADPH e ATP como quinto estágio : dNDP + ATP = dNTP, primeiro estágio: NADPH + FAD = $FADH_2$.

A participação de sistemas evolutivos tardios de transporte de elétrons e prótons como "doadores + potenciais redox de membrana sistema de linha de três estados + O_2 + ADP + Pi + H^+ + nH + CO_2 " na biossíntese de desoxirribonucleotídeos apareceu como no primeiro estágio : NADPH+FAD= $FADH_2$, no segundo estágio: $FADH_2$ +S=S toredoxina =

SH- SH toredoxina+NADP , no terceiro estágio: SH-SH toredoxina+S =S ribonucleotídeos= SH-SH ribonucleotídeos + S=S toredoxina , na quarta etapa: ribonucleotídeos SH-SH + NDP = dNDP , na quinta etapa: dNDP + ATP = dNTP.

A diminuição parcial e a parada irreversível da biossíntese das moléculas de desoxirribonucleotídeos eventualmente levaram à morte das células.

No caso de procedimento de prevenção e farmacoterapia adequados, as partes das células danificadas com parada parcial da condutância eletrônica dos prótons seriam transformadas em células normais, onde o fluxo normal de elétrons e prótons no sentido horário permaneceria normal.

Pode-se dizer que usando o meio de reação de "doadores + potenciais redox de membrana sistema de linha de três estados + O_2 + ADP + Pi + H^+ + nH + espaço de membrana = (ATP + energia térmica) + H_2O + nH + matriz + CO2", ocorreu o processo de biossíntese de desoxirribonucleotídeos, dependendo dos fluxos de prótons e elétrons.

A princípio, o grau médio de diminuição no nível de biossíntese de ATP dentro de "doadores + potenciais redox de membrana sistema de linha de três estados + O_2 + ADP + Pi + H^+ + nH + espaço de membrana = (ATP + energia térmica) + H_2O + nH + matriz + CO_2" foi conectado com a parada parcial da entrega do doador e do aceitante. Em segundo lugar, a interrupção parcial da entrega do doador e do aceitador tem sido associada ao nível médio de biossíntese de desoxirribonucleotídeos.

Em terceiro lugar, a parada completa da biossíntese de ATP dentro de "doadores + potenciais redox de membrana sistema de linha de três estados + O_2 + ADP + Pi + H^+ + nH + espaço de membrana = (ATP + energia térmica) + H_2O + nH + matriz + CO_2" foi conectada com a parada completa da entrega do doador e do aceitante.

Quarto, a interrupção completa da entrega do doador e do aceitador tem sido associada à interrupção completa da biossíntese de desoxirribonucleotídeos.

Desta forma, a diminuição do gradiente de prótons dependendo da geração de moléculas de ATP e da formação de energia térmica, H_2O, nH , matriz e CO_2 dentro dos meios reacionais como "Doadores + potenciais redox de membrana linha de três estados sistema + O_2 + ADP + Pi + H^+ + nH + espaço da membrana = (ATP + energia térmica) + H_2O + nH + matriz + CO_2 "levaria a uma parada parcial e completa da síntese de desoxirribonucleotídeos porque o a biossíntese de ribonucleotídeos pirimidinas foi realizada com a participação de ATP em todas as etapas: como na primeira etapa: NADPH + FAD = $FADH_2$, na segunda etapa: $FADH_2$ + S = S toredoxina = SH-SH toredoxina + NADP, em a terceira

etapa: toredoxina SH-SH + S = S ribonucleotídeos = ribonucleotídeos SH-SH + S = S toredoxina , na quarta etapa: ribonucleotídeos SH-SH + NDP = dNDP , e na quinta etapa: dNDP + ATP = dNTP.
Se por algum motivo a limitação da biossíntese de ATP e formação de energia térmica, H_2O, nH + matriz, CO_2 na estrutura de meios de reação como "Doadores + membrana - potenciais redox três - sistema de linha de estado + O_2 + ADP + Pi + H^+ + nH + espaço da membrana = (ATP + energia térmica) + H_2O + nH + matriz + CO_2" isso levaria à parada parcial e completa da síntese de desoxirribonucleotídeos porque ocorreu a biossíntese de desoxirribonucleotídeos com a participação de ATP e NADPH, esta reação apareceu como NADPH + FAD = $FADH_2$ e como dNDP + ATP = dNTP.
A limitação da biossíntese de ATP, NADPH e formação de energia térmica, H_2O, nH , matriz e CO_2 dentro dos meios de reação é "doadores + potenciais redox de membrana sistema de linha de três estados + O_2 + ADP + Pi + H^+ + nH +
(Onde convergem comendo comida e inalando oxigênio)
espaço da membrana = (ATP + energia térmica) + H_2O + nH + matriz + CO_2"também causaria o parcial e

8.13. O ciclo completo de nove etapas de condutância de prótons e biossíntese de ácidos graxos insaturados

macroérgicos muito importantes como ATP e NADPH no sistema "Doadores + membrana - potenciais redox de três estados + O_2 + ADP + Pi + H_+ + nH $_{+membrana.espaço}$ = (ATP + energia térmica) + H_2O + nH^+_{matriz} + CO_2"é um meio de reação mais apropriado para a biossíntese de ácidos graxos insaturados e ativação de ácidos graxos catalisada por acil-CoA sin the se e transporte dependente de carnitina de ácidos graxos através da membrana mitocondrial, como no primeiro estágio: ácido graxo + ATP + CoA = acil-CoA, segundo estágio: acil-CoA + carnitina no citosol = transporte de acil-CoA para a matriz, e no terceiro estágio: acil-CoA = acil-CoA na matriz.
No âmbito do trabalho científico recente, pretendemos discutir os seguintes eventos biológicos interconectados inicialmente: formas normais e perturbadas de parâmetros básicos de sistemas bioenergéticos como "Doadores + membrana - potenciais redox três - sistema de linha de estado + O_2 + ADP + Pi + H_+ + nH + espaço da membrana = (ATP + energia térmica) + H_2O + nH + matriz + CO_2", em segundo: os compostos macroérgicos como ATP e biossíntese dependente da condutância de prótons de ácidos graxos insaturados em terceiro: parada parcial e completa do fluxo normal de elétrons, prótons, no sentido horário, na quarta: em que estágios do ciclo

completo de 9 etapas da condutância de prótons ocorreram, a parada parcial e completa do fluxo normal de elétrons, prótons, no sentido horário, na quinta: como evitar a parada parcial e completa do fluxo normal de elétrons e prótons no sentido horário, normalizando as formas perturbadas dos parâmetros básicos dos sistemas bioenergéticos mencionados acima.

O mecanismo de produção de ATP baseado em membrana, a condutância de prótons e a biossíntese de ácidos graxos insaturados dependente de ATP foram formados no início da história da vida, e suas características essenciais foram mantidas na longa jornada evolutiva desde a época dos primeiros procariontes até as células modernas durante últimos 4,4 bilhões de anos. Eles foram convertidos para o sistema de linha de três estados de potencial redox de membrana (estado alfa com alto potencial de oxidação, estado beta com alto potencial de redução e estado gama com baixo potencial redox).

Dessa forma, o mecanismo baseado em membrana para produzir ATP e energia térmica, que se formou muito cedo na história da vida, foi convertido em um membro muito importante da reação "Doadores + potenciais redox de membrana sistema de linha de três estados + O_2 + ADP + Pi + H^+ + nH + memb.space = (ATP + energia térmica) + H_2O + nH + matriz + CO2" que existia em células de 14 trilhões em conexão com a condutância de prótons e a biossíntese dependente de ATP de insaturados ácidos graxos como componentes principais do estado alfa fluido dos potenciais redox de membrana, ciclo completo de 9 etapas de condutância de prótons, dependente do sistema de linha de três estados.

Em casos de diminuição da biossíntese de ácidos graxos insaturados dependente da condutância de prótons e ATP, é impossível biossíntese do estado alfa fluido da membrana, potenciais redox, biossíntese dependente do sistema de linha de três estados e um ciclo completo de nove etapas de condutância de prótons dentro do corpo humano consistindo de ácidos graxos insaturados com altos níveis de potenciais oxi conduzindo o fluxo de prótons e elétrons. Isso está associado à teoria abstrata de Mkhris da Medicina Tradicional Tibetana , que se distingue pelo óleo quente e quente e pelas características externas agudas.

macroérgicos muito importantes como ATP e NADPH no sistema de linha de três estados "Doadores + membrana - potenciais redox + O_2 + ADP + Pi + H_+ + nH + espaço da membrana = (ATP + energia térmica) + H_2O + nH + matriz + CO_2 "é um meio de reação mais apropriado para a biossíntese de ácidos graxos insaturados e ativação de ácidos graxos catalisada pela síntese de acil-CoA e transporte dependente de carnitina de ácidos graxos através da membrana mitocondrial, como no primeiro estágio: ácido graxo + ATP +

CoA = acil-CoA, segundo estágio: acil-CoA + carnitina no citosol = transporte de acil-CoA para a matriz, e no terceiro estágio: acil-CoA = acil-CoA na matriz.

A limitação da biossíntese de NADH, H_2O, biossíntese e formação de energia térmica, H_2O, nH + matriz, CO_2 dentro de meios de reação como "Doadores + membrana - potenciais redox três - sistema de linha de estado + O_2 + ADP + Pi + H^+ + nH + espaço da membrana = (ATP + energia térmica) + H_2O + nH + matriz + CO_2 "levaria à perturbação da síntese de ácidos graxos insaturados a partir de ácidos graxos saturados porque neste processo foi necessária a participação de NADH, FADH2, NADH-citocromo b 5 redutase como no primeiro estágio: NADH + H^+ + FAD = $FADH_2$, no segundo estágio: $FADH_2$ + NADH - citocromo b 5 redutase + 2 cyt b5 (ox) = 2 cyt b5 (vermelho) + FAD, terceiro estágio: 2 cyt b5 (vermelho) + dessaturase - boi- Fe3 = 2 cyt b5 (ox) +dessaturase -vermelho -Fe2, no quarto estágio: dessaturase - vermelho - Fe_2 + estearil - CoA+ 1/2 O_2 =Oleil-CoA+ H_2O.

Sem ATP, NADPH e NADH, tornando o meio de reação bioenergética como o ciclo completo de 9 etapas de condutância de prótons, incluindo os "doadores + potenciais redox de membrana sistema de linha de três estados + O_2 + ADP + Pi + H^+ + nH + membrana espaço = (ATP + energia térmica) + H_2O + nH + matriz + CO_2 "onde se formam compostos macroérgicos tão importantes como ATP, ADP e um poderoso agente redutor como NADPH, é absolutamente impossível alcançar o ATP, NADPH, NADH e biossíntese de ácidos graxos insaturados dependente da condutância de prótons.

A participação de elétrons evolutivos tardios, sistemas de transporte de prótons como doadores + potenciais redox de membrana sistema de linha de três estatísticas + O_2 + ADP + Pi + H^+ + nH + espaço de membrana = (ATP + energia térmica) + H_2O + nH + matriz + CO_2 "na biossíntese dependente de condutância de prótons de ácidos graxos insaturados apareceu como no primeiro estágio: NADH+ H^+ + FAD = FADH2, no segundo estágio: $FADH_2$ + NADH - citocromo b 5 redutase + 2 cyt b5 (ox) = 2 cyt b5 (vermelho) + FAD, no terceiro estágio: 2 cyt b5 (vermelho) +dessaturase -ox-Fe3 = 2 cyt b5 (ox) + dessaturase - vermelho - Fe2, no quarto estágio: dessaturase - vermelho -Fe_2 + estearil-CoA+1/2 O_2 =Oleil-CoA+ H_2O.

A princípio, o grau médio de diminuição do nível de biossíntese de ATP dentro de "doadores + potenciais redox de membrana sistema de linha de três estados + O_2 + ADP + Pi + H^+ + nH + espaço de membrana = (ATP + energia térmica) + H_2O + nH + matriz + CO_2" foi conectado com a parada parcial dos fluxos de prótons e elétrons.

Em segundo lugar, a parada parcial do próton, a condutância do elétron dentro da membrana, os potenciais redox e os sistemas de linha de três estados levaram ao nível médio de biossíntese de ácidos graxos insaturados.
Terceiro, o nível médio de biossíntese de bases purinas apareceu como o meio da velocidade de reação em todos os dez estágios da biossíntese de ácidos graxos insaturados.
Em quarto lugar, a parada completa da biossíntese de ATP dentro do sistema de linha de três estados "Doadores + potenciais redox de membrana + O_2 + ADP + Pi + H^+ + nH + espaço de membrana = (ATP + energia térmica) + H_2O + nH + matriz + CO_2 "foi conectado com a parada completa da condutância de prótons e elétrons dentro do sistema de linha de três estados dos potenciais redox da membrana.
(Onde convergem comendo comida e inalando oxigênio)
Em quinto lugar, a parada completa do próton, a condutância do elétron dentro da membrana, os potenciais redox e o sistema de linha de três estados foram associados à parada completa dos ácidos graxos insaturados.
Em sexto lugar, a parada completa da biossíntese de bases purinas apareceu como uma parada completa dos processos de reação em todas as dez etapas da biossíntese de ácidos graxos insaturados.
Se houver uma alteração patológica na biossíntese de ATP e na formação de energia térmica, H_2O, nH , matriz e CO_2 dentro dos meios de reação como "doadores + potenciais redox de membrana sistema de linha de três estados + O_2 + ADP + Pi + H^+ + nH + espaço da membrana = (ATP + energia térmica) + H_2O + nH + matriz + CO_2 "também, isso causaria uma parada parcial e completa na síntese de ácidos graxos insaturados.

8.14. O ciclo completo de nove etapas da condutância de prótons e o mecanismo antiobesidade do vazamento de prótons da membrana eritrocitária

O mecanismo anti-obesidade do vazamento de prótons do entorno da membrana eritrocitária é elucidado na literatura científica. A mudança na quantidade de prótons livres dentro do entorno da membrana eritrocitária no último estágio do ciclo de condutância do próton e também a mudança na capacidade acumulativa do entorno da membrana eritrocitária em relação aos prótons livres formados em todos os estágios do ciclo completo de prótons e elétrons a condutância teria uma influência notável na velocidade de difusão do oxigênio para 14 trilhões de células, influenciando assim a intensidade do fornecimento de oxigênio a todas as células e a intensidade da biossíntese de ácidos graxos e da oxidação betta de ácidos graxos. A prevalência de estados alfa fluidos com altos potenciais de oxidação nos potenciais redox da membrana no sistema de linha de três estados, que inclui o ciclo completo de condutância de prótons e elétrons, leva a um aumento no vazamento de prótons dos arredores da membrana eritrocitária em relação ao livre prótons e, dessa forma, intensifica a difusão do oxigênio.

14 trilhões de células e a um aumento na intensidade da liberação de prótons e elétrons dos substratos alimentares no primeiro estágio deste ciclo e mais conversão de gradientes de prótons em energia térmica no sexto estágio deste ciclo, estimulando assim a oxidação betta de ácidos graxos, desempenhando o papel do mecanismo antiobesidade . A prevalência do estado betta sólido com altos potenciais de redução no sistema de linha de três estados dos potenciais redox de membrana, que incluiu um ciclo completo de condutância de prótons e elétrons, leva a uma diminuição no vazamento de prótons dos arredores da membrana eritrocitária em relação aos prótons livres , diminuindo assim a intensidade da liberação de prótons e elétrons dos substratos alimentares no primeiro estágio deste ciclo e menor conversão de gradientes de prótons em energia térmica no sexto estágio deste ciclo e mais prótons livres no entorno da membrana eritrocitária, estimulando assim a biossíntese de ácidos graxos, levando ao acúmulo de ácidos graxos. A prevalência de estados gama com baixos potenciais redox no sistema de linha de três estados de potenciais redox de membrana, que incluiu um ciclo completo de condutância de prótons e elétrons, leva a um aumento no vazamento de prótons dos arredores da membrana eritrocitária em relação aos prótons livres devido a a alta permeabilidade das membranas plasmáticas e um déficit relativamente baixo de agente redutor como o NADPH, levando a uma diminuição na biossíntese de ácidos graxos e também a uma diminuição na oxidação beta de ácidos graxos.

A capacidade acumulativa do entorno da membrana eritrocitária em relação aos prótons livres, formada no ciclo completo de nove etapas da condutância do próton, é um dos fatores mais poderosos que influenciam o mecanismo antiobesidade . O acúmulo de prótons dentro do entorno da membrana eritrocitária está fortemente relacionado com todos os estágios anteriores de transferência de prótons dentro do ciclo completo de condutância de prótons, que foram conduzidos da seguinte forma: o segundo estágio de condutância de prótons, onde o CO_2 foi formado, e o sétimo estágio de condutância de prótons, onde a água metabólica (H_2O) foi formada como resultado da oxidação dos prótons pelo oxigênio ativado. Após isso ocorrer, ocorre a reação entre CO_2 e H_2O com formação de H_2CO_3 e a reação de dissociação com formação de HCO_3^-. O HCO_3 formado durante esta reação entrou no entorno da membrana eritrocitária, contendo algumas partes de prótons liberados dos substratos alimentares. Desta forma, os prótons liberados das moléculas dos alimentos que passam por todos os 7 estágios anteriores do ciclo completo de condutância do próton criaram a pré-condição para a biossíntese de ácidos graxos com a participação do HADH. $FADH_2$ (HADH+ATP=NADPH) formou-se durante o segundo estágio do ciclo completo e atingiu o nono estágio final como entorno da membrana eritrocitária.

Esta explicação dá a nova idéia de que se conseguirmos causar o vazamento controlado de prótons dos arredores da membrana eritrocitária, o que levaria à diminuição do gradiente de prótons no espaço intermembranar da mitocôndria e também à diminuição da seguinte transferência de prótons para a matriz através O ATP é sintetizado (sexto estágio) e diminuindo a síntese de ácidos graxos devido a um suprimento relativamente curto de agente redutor como NADPH. A capacidade acumulativa do entorno da membrana eritrocitária em relação aos prótons livres, formados no ciclo completo de condutância de prótons e elétrons dentro do corpo humano, apareceria nos estágios 8-9 do ciclo completo de condutância de prótons como a difusão de HCO_3^- e prótons, bem como água metabólica da matriz mitocondrial de todas as células para o eritrócito. A quantidade de átomos de hidrogênio (próton e elétron juntos) que existiam no doador (alimento
(Onde convergem comendo comida e inalando oxigênio)
substratos) no primeiro estágio do ciclo completo de 9 etapas de condutância de prótons teria uma influência notável na capacidade acumulativa dos arredores da membrana eritrocitária em relação aos prótons livres formados no ciclo de condutância de prótons e à intensidade da reação porque mais átomos de hidrogênio, mais gradientes de prótons, ATP no sexto estágio do ciclo e mais prótons livres dentro dos arredores da membrana eritrocitária. Este mecanismo antiobesidade de vazamento de prótons dos arredores da membrana eritrocitária pode ser explicado pelos seguintes fatos: Os prótons sem t dentro dos arredores da membrana eritrocitária levam a prótons mais difundidos da matriz mitocondrial de todas as células para a membrana plasmática dos glóbulos vermelhos com o geração de HbH , que promove assim a liberação de oxigênio da hemoglobina e difusão de oxigênio para todas as células, condicionando o menor acúmulo de ácidos graxos no segundo e terceiro compartimentos do corpo humano. Outro mecanismo anti-obesidade de vazamento de prótons dos arredores da membrana eritrocitária apareceria como menos prótons dentro dos arredores da membrana eritrocitária e menor quantidade de agentes reduzidos como NADH e NADPH no corpo humano e menor intensidade de biossíntese de ácidos

graxos, que foram conduzidos como no primeiro estágio : acetil-CoA + H-SACP = acetil-ACP, no segundo estágio: acetil-ACP + malonil-ACP = acetoacetil -ACP, no terceiro estágio: acetoacetil -ACP + H + NADPH = NADP + d-betta- hidroxibutiril -ACP = H_2O + alfa, betta-trans- butenoil -ACP, no quarto estágio: alfa, betta-trans- butenoil -ACP H + NADPH = butiril-ACP (reações de reciclagem 2 - 6 mais seis vezes) = H_2O + palimitato + H-SACP. Este mecanismo anti-obesidade de maior vazamento de prótons dos arredores da membrana eritrocitária está relacionado ao efeito Bohr, que pode ser descrito como um aumento no pH e uma diminuição no dióxido de carbono, o que levaria à captação de mais oxigênio. Com base neste fato, pode-se concluir que a diminuição do pH do entorno da membrana eritrocitária devido ao aumento da perda de prótons levaria a uma maior intensidade de liberação de prótons e elétrons dos substratos alimentares sob a ação indireta do oxigênio, o que seria condicionado pela maior intensidade de oxidação beta dos ácidos graxos.

Este mecanismo anti- besidade de vazamento de prótons dos arredores da membrana eritrocitária também está associado ao efeito Haldene . De acordo com este efeito, a hemoglobina desoxigenada é um melhor aceitador de prótons do que a forma oxigenada da hematoglobina , que apareceria como menos prótons livres dentro dos arredores da membrana eritrocitária, mais hemoglobina oxigenada , mais intensidade de liberação de prótons e elétrons dos substratos alimentares, e mais intensidade da oxidação beta de ácidos graxos. Circulação de prótons através de todos os estágios anteriores do ciclo completo de 9 etapas de condutância de prótons com pequeno vazamento de prótons, que foi incluído no primeiro estágio como liberação de próton, elétron de substratos alimentares, também no segundo estágio de transferência de próton, elétron para NADH , $FADH_2$ como átomo de hidrogênio acompanhando a liberação de CO_2 (segundo estágio), o terceiro estágio de transferência de próton, elétron para KoQ como átomo de hidrogênio, o quarto estágio de transferência de prótons, elétrons para KoQ como átomo de hidrogênio (terceiro estágio) , o quinto estágio de translocação do próton para o espaço intermembranar da mitocôndria sem o elétron acompanhante, o sexto estágio de criação do gradiente de prótons no espaço intermembranar da mitocôndria e após a transferência do próton para a matriz através da síntese de ATP, o sétimo estágio de formação A redução da água metabólica na matriz mitocondriana pela oxidação do próton com participação de oxigênios ativados (protonação do oxigênio molecular pelo próton da matriz) levaria a um maior acúmulo de prótons livres e HbH no entorno da membrana eritrocitária, condicionando a maior intensificação da biossíntese de ácidos graxos. Desta forma, menos vazamento de prótons do entorno da membrana eritrocitária, maior acúmulo de prótons livres e HbH , e também de NADH formado pelo método Embden-Meierhoff seriam a pré-condição para intensificação da biossíntese de ácidos graxos porque esse processo foi intensificado nos casos de quantidades suficientes de NADPH, FADH e H_2O, que foram conduzidos nas quatro etapas seguintes como primeira etapa: acetil-CoA + H-SACP = acetil-ACP; a segunda etapa: acetil-ACP + malonil-ACP = acetoacetil -ACP; a terceira etapa: acetoacetil -ACP + H + NADPH = NADP+d-betta-hidroxibutiril-ACP = H_2O + alfa, betta-trans-butenoil -ACP; a quarta etapa: alfa, betta-trans- butenoil -ACP H+NADPH= butiril-ACP (reações de reciclagem 2-6 mais seis vezes) = H_2O + palimitato + H-SACP.

A troca antiportadora do íon cloreto pelo íon HCO_3 , à medida que o íon HCO_3 se difunde para fora do entorno da membrana eritrocitária, é uma das formas de vazamento de prótons, que está incluída na composição do íon bicarbonato.

8.15. Os potenciais redox de membrana, dependentes do sistema de linha de três estados, ciclo completo de nove etapas de condutância de prótons são a base científica para evitar a barreira do estudo, pois ocorre falta de massa no treinamento médico tradicional

Ao explicar a base científica das teorias triplo rlung , mkhris e badgan da Medicina Tradicional Tibetana, muitos pesquisadores prevaleceram na opinião de que se rlung , mkhris e badgan são coisas vivas, a coisa real que realmente existia dentro do ser humano corpo, poderíamos olhar para ele e tocá-lo.

Pelo princípio de L. Ron Hubbard, a primeira barreira ao estudo é não ter ali aquilo sobre o qual se está a estudar; as coisas ou objetos reais sobre os quais você estuda são chamados de massa.

De acordo com o princípio de L. Ron Hubbard, se estivéssemos a estudar carros, poderíamos obter a massa indo até um carro real, olhando para ele e tocando-o.

Desta forma, resiste-se categoricamente e recusa-se as opiniões relativas à coexistência da espécie humana "Homo sapiens mais vata , kapha, pitta" (a espécie humana contendo um rlung vivo , mkhris , e badgan não havia sido registrada na taxonomia lineana) junto com com a espécie humana "Homo sapiens".

O nosso estudo demonstrou que dentro de um corpo humano não existe realmente um rlung , mkhris ou badgan vivo , que desempenhe o papel das chamadas coisas reais em massa, de acordo com o princípio de Ron Hubbard.

Se aceitarmos as opiniões de alguns pesquisadores sobre a existência de rlung , mkhris e badgan dentro do corpo humano como a coisa real como massa, que poderia olhar e tocar, isso significa que deveríamos reconhecer a ideia sobre a existência do Homo sapiens, um espécie humana cujo corpo, além de células vivas, continha um rlung , mkhris e badgan vivo realmente existente como coisas reais em massa e que pode ser descrito como espécie humana "Homo sapiens, contendo rlung , mkhris e badgan ".

Desta forma, resiste-se categoricamente e recusa-se as opiniões relativas à coexistência da espécie humana "Homo sapiens mais vata , kapha, pitta" (a espécie humana contendo um rlung vivo , mkhris , e badgan não havia sido registrada na taxonomia lineana) junto com com a espécie humana "Homo sapiens".

A noção de que existem coisas vivas dentro do corpo humano mudou de tempos em tempos durante os últimos 3.000 anos.

No início, a imaginação na medicina tradicional apareceu há 3.000 anos, como se dentro do corpo humano existisse um rlung , mkhris ou badgan vivo e funcional , mas tal pensamento médico não era aceitável até este período, quando em 1665 Robert Hooke descobriu células vivas. .

Após a descoberta das células vivas por Robert Hooke, a velha imaginação relativa a um pulmão , mkhris ou badgan vivo e funcional , existente dentro do corpo humano, perdeu completamente seu significado teórico e prático.

Neste contexto, levanta-se a questão principal de que coisas realmente existem dentro do corpo humano, condicionando o aparecimento do triplo rlung , mkhris , e a teoria badgan da Medicina Tradicional Tibetana, e servindo o papel da massa - coisas reais ou os objectos que estudamos - que poderíamos olhar e tocar.

Nosso estudo estabeleceu que a membrana - potenciais redox dependentes do sistema de linha de três estados - ciclo completo de 9 etapas de regulações relacionadas à condutância de prótons como a fórmula metabólica universal e os 4 compartimentos do corpo humano e nos 10 sistemas funcionais do corpo humano formados durante 4,4 bilhões de anos - estágios básicos de desenvolvimento evolutivo para garantir as funções normais dos potenciais redox de membrana dependentes do sistema de linha de três estados - ciclo completo de 9 etapas de condutância de prótons desde, quando prepara o cenário para a formação de vida no universo , serviu o papel de massa viva - coisa real em relação à teoria de Rlung, Mkhris , Badgan , que realmente existia dentro do corpo humano, poderíamos olhar para ele e tocá-lo.

Neste contexto, deve dizer-se que todos os processos de diagnóstico e tratamento das práticas da medicina tradicional e moderna devem basear-se na unidade morfofuncional, que realmente existe dentro do corpo humano, que podemos ver e medir, ou seja, quanto mais próximo relação entre os potenciais redox de membrana e a produção de ATP dependente do sistema de linha de três estados, que funciona com a participação do ciclo completo de nove etapas de condutância de prótons dentro do corpo humano e condicionou o aparecimento do triplo Rlung, Mkhris , Badgan teoria da Medicina Tradicional Tibetana .

O mecanismo baseado na membrana para produzir ATP foi formado muito cedo na história da vida (Park MA), e as suas características essenciais foram mantidas na longa viagem evolutiva desde a época dos primeiros procariontes até às células modernas durante os últimos 4,4 mil milhões de anos. O sistema de linha de três estados de potencial redox de membrana (estado alfa com alto potencial de oxidação, estado beta com alto potencial de redução e estado gama com baixo potencial redox) foi um membro muito importante da reação "Doadores + potenciais redox de membrana de três estados". sistema de linha + O_2 + ADP + Pi + H^+ + $nH^+_{memb.space}$ = (ATP + energia térmica) + H_2O + nH^+_{matriz} + CO_2" em 14 trilhões de células do corpo humano (Ambaga e Tumen- Ulzii , 2015).

Desta forma, uma das coisas realmente existentes que servem o papel de massa viva - coisas reais em relação à teoria de Rlung, Mkhris e Badgan - de acordo com o princípio de L. Ron Hubbard são os potenciais redox de membrana, linha de três estados dependente do sistema - o ciclo completo de nove etapas da condutância de prótons e os quatro compartimentos do corpo humano - os 10 sistemas funcionais do corpo humano, compreendendo todos os 14 trilhões de células.

Estado alfa fluido dos potenciais redox de membrana Dependente do sistema de linha de três estados - o ciclo completo de nove etapas da condutância de prótons dentro do corpo humano, consistindo de ácidos graxos insaturados com altos níveis de oxipotenciais conduzindo o fluxo de prótons e elétrons - está associado a a teoria abstrata de Mkhris da Medicina Tradicional Tibetana , que se distingue pelo óleo quente e quente e pelas características externas agudas.

O estado betta sólido dos potenciais redox de membrana, sistema de linha de três estados - dependente - do ciclo completo de nove etapas de condutância de prótons dentro do corpo humano, consistindo principalmente de ácidos graxos saturados, condicionando altos níveis de potenciais vermelhos conduzindo o fluxo de prótons e elétrons - está associado à teoria abstrata de Badgan da medicina tradicional tibetana , que se distingue pelo óleo frio e frio e pelas características externas estúpidas.

Estado gama dos potenciais redox de membrana, dependente do sistema de linha de três estados, ciclo completo de 9 etapas de condutância de prótons dentro do corpo humano, consistindo na diminuição do conteúdo de ácidos graxos saturados e insaturados, condicionamento e diminuição dos níveis de potenciais redoxi conduzindo o fluxo de prótons e elétrons estão associados à teoria abstrata de Rlung da Medicina Tradicional Tibetana , que se distingue por características externas leves, móveis, não oleosas e frias.

8.16. Os potenciais redox de membrana do sistema de linha de três estados dependente do ciclo completo de 9 etapas da condutância de prótons são o poder de evolução para a nova rota da vida multicelular

A célula eucariótica surgiu de procariontes apenas uma vez em quatro bilhões de anos. Mas os procariontes não mostram tendência a evoluir em maior complexidade porque os potenciais bioenergéticos do genoma da célula procariótica não são suficientes para resolver este problema (Nick Lane, William Martin, 2010).

Esta explicação demonstrou que os procariontes não tinham potenciais bioenergéticos tão poderosos quanto os potenciais redox de membrana dependentes do sistema de linha de três estados , ciclo completo de 9 etapas de condutância de prótons.

De "Doadores + potenciais redox de membrana sistema de linha de três estados + O_2 + ADP + Pi + H^+ + $nH^+_{memb.space}$ = (ATP + energia térmica) + H_2O + nH^+_{matriz} + CO_2 "(Ambaga e Tumen- Ulzii , 2015), membros da equação, os procariontes tinham apenas os sistemas de desenvolvimento lento como ADP + Pi + H^+ + $nH^+_{memb.space}$ mas não o sistema de linha de três estados dos potenciais redox de membrana, aceitador de regulações dependentes de O_2 . Esta dificuldade baseada na evolução foi decidida pelo fato de que a endossimbiose que deu origem às mitocôndrias reestruturou a distribuição do DNA em relação às membranas bioenergéticas, que foram alimentadas por sistemas poderosos como "doadores + potenciais redox de membrana sistema de linha de três estados". + O_2 + ADP + Pi + H^+ + $nH^+_{espaço\ memb.}$ = (ATP + energia térmica) + H_2O + nH^+_{matriz} + CO_2 " (Ambaga e Tumen- Ulzii , 2015).

A célula eucariótica surgiu de procariontes apenas uma vez em quatro bilhões de anos. Mas os procariontes não mostram tendência a evoluir em maior complexidade porque os potenciais bioenergéticos do genoma da célula procariótica não são suficientes para resolver este problema (Nick Lane, William Martin, 2010).

sistema de linha de três estados dependente do ciclo completo de nove etapas de condutância de prótons.

Dos membros básicos, que pertencem a sistemas como "Doadores + potenciais redox de membrana sistema de linha de três estados + O_2 + ADP + Pi + H^+ + $nH^+_{memb.space}$ = (ATP + energia térmica) + H_2O + nH^+_{matriz} + CO_2"(Ambaga e Tumen- Ulzii , 2015), os procariontes desta época tinham apenas os sistemas lentamente desenvolvidos como ADP + Pi + H^+ + $nH^+_{memb.space}$, mas não o sistema de linha de três estados de potenciais redox de membrana, regulamentos dependentes do aceitador O_2.

Sem os poderosos sistemas de distribuição de energia, bem como os potenciais redox de membrana, um ciclo completo de 9 etapas de condutância de prótons, dependente do sistema de linha de três estados, tornaria a síntese de DNA impossível porque a biossíntese de bases de purina e pirimidina é realizada com a participação Ambaga , M., Tumen- Ulzii , A., Buyantushig , T. de quantidade suficiente de moléculas de ATP, que se formaram no 6º estágio deste ciclo.

As purinas são sintetizadas biologicamente como nucleotídeos específicos e, em particular, como ribotídeos . Uma etapa regulatória chave é a produção de 5-fosfo-aD-ribosil 1-pirofosfato (PRPP) pela ribose fosfato pirofosfoquinase. A primeira etapa comprometida é a reação de PRPP, glutamina e água a 5'-fosforribosilamina (PRA), glutamato e pirofosfato, catalisada por amidofo esforibosiltransferase , que é ativada por PRPPPRA + Glicina + ATP > GAR + ADP + PiGAR + ITHF > fGAR + THFfGAR + L-Glutamina + ATP > fGAM + L-Glutamato + ADP + PifGAM + ATP > AIR + ADP + Pi + H_2 OCAIR + L-Aspartato + ATP > SAICAR + ADP + Pi.

Estamos desenvolvendo a ideia de que a dificuldade baseada na evolução é a limitação da expansão no número de genes devido ao desenvolvimento lento de sistemas de ADP + Pi + H^+ + $nH^+_{membro\ .\ espaço}$ e o sistema de linha de três estados de potenciais redox de membrana insuficientes . A falta de sistemas de utilização de aceitadores de O_2 no caso dos procariontes foi decidida pelo aparecimento de poderosos sistemas de distribuição de energia como "Doadores + potenciais redox de membrana sistema de linha de três estados + O_2 + ADP + Pi + H^+ + $nH^+_{memb\ .espaço}$ = (ATP + energia térmica) + H_2O + nH^+_{matriz} + CO_2 (Ambaga e Tumen- Ulzii , 2015).

O processo de endossimbiose foi uma das pré-condições favoráveis para o desenvolvimento dos poderosos sistemas de distribuição de energia "Doadores + potenciais redox de membrana sistema de linha de três estados + O_2 + ADP + Pi + H^+ + $nH^+_{memb.space}$ = (ATP + energia térmica) + H_2O + nH^+_{matriz} + CO_2 "(Ambaga e Tumen- Ulzii , 2015) e as membranas bioenergéticas altamente organizadas, seguidas pela distribuição de DNA baseada em mitocôndrias.

Pode-se dizer que durante a evolução e desenvolvimento das células vivas, a mudança de uma célula para multicélulas foi acompanhada pela melhoria do seu sistema metabólico, como os primeiros sistemas de desenvolvimento lento como ADP + Pi + H^+ + nH_+ memb . o espaço havia se convertido em poderosos sistemas de distribuição de energia como "doadores + potenciais redox de membrana sistema de linha de três estados + O_2 + ADP + Pi + H_+ + nH+memb . espaço = (ATP + energia térmica) + H_2O + $nH_{+\ matriz}$ + CO_2 " (Ambaga e Tumen- Ulzii , 2015).

O aparecimento de sistemas de energia mitocondriais como "doadores + potenciais redox de membrana sistema de linha de três estados + O_2 + ADP + Pi + H^+ + $nH^+_{memb.space}$ = (ATP + energia térmica) + H_2O + $nH_{+\ matriz}$ + CO_2 " (Ambaga e Tumen- Ulzii , 2015) dá a possibilidade de expansão no número de genes e a nova rota para a vida multicelular.

8.17. Os potenciais redox de membrana dependem do sistema de linha de três estados ; o ciclo completo de nove etapas da condutância do próton; e o mecanismo biológico da obesidade baseado na evolução

Postulamos que o mecanismo biológico da obesidade baseado na evolução tem sido conectado a esses processos como a mudança das regulações de acumulação de bioenergia de desenvolvimento lento do tempo de evolução inicial na forma de ADP + Pi + H_+ + $nH_{+\ memb\cdot espaço}$, a escassez de potenciais redox de membrana em sistemas de linha de três estados, a falta de aceitadores de O_2 em sistemas acumuladores de energia mais poderosos como doadores + potenciais redox de membrana em sistemas de linha de três estados + O_2 + ADP + Pi + H_+ + nH + " memb.space = (ATP + energia térmica) + H_2O + $nH_{+\ matriz}$ + CO_2, e a formação de quatro compartimentos do corpo (Ambaga e Tumen- Ulzii , 2015).

A mudança baseada na evolução de uma célula para multicélulas foi acompanhada pela conversão das primeiras regulações bioenergéticas de desenvolvimento lento, como ADP + Pi + H^+ + nH + memb.space, em poderosos sistemas de conservação de energia como "doadores + potenciais redox de membrana". sistema de linha de três estados + O_2 + ADP + Pi + H^+ + nH + memb.space = (ATP + energia térmica) + H_2O + nH + matriz + CO_2 " (Ambaga e Tumen- Ulzii , 2015), o que deu aos organismos a possibilidade de acumular ácidos graxos saturados excessivos dentro do corpo no 3º compartimento dos 4 compartimentos do corpo, mas esses processos traziam o risco de provocar obesidade.

O primeiro estágio do ciclo completo de 9 etapas da condutância de prótons dentro do corpo humano se distingue pela liberação de prótons e elétrons de substratos alimentares (carboidratos, aminoácidos e ácidos graxos) sob a ação indireta do oxigênio, que foi liberado do entorno da membrana do eritrócito no 9º estágio do ciclo completo. A partir deste estágio, a condutância do próton dentro do ciclo é iniciada.

A manutenção de estados betta sólidos aumentados, constituídos por ácidos graxos saturados com altos níveis de potencial vermelho, conduzindo o fluxo lento de prótons e elétrons nesta etapa do ciclo completo de 9 etapas da condutância de prótons, localizados em 14 trilhões de células somáticas, serviu como uma razão para o mecanismo biológico da obesidade baseado na evolução.

O segundo estágio do ciclo completo de 9 etapas da condutância do próton dentro do corpo humano é caracterizado pela transferência de um próton e um elétron para NADH e $FADH_2$ como átomos de hidrogênio, juntamente com a liberação de CO_2, estágio pelo qual o próton a condutância dentro do ciclo continua.

A manutenção de estados betta sólidos aumentados, constituídos por ácidos graxos saturados com altos níveis de potencial vermelho, conduzindo o fluxo lento de prótons e elétrons nesta etapa do ciclo completo de 9 etapas da condutância de prótons, localizado em

14 trilhões de células somáticas serviram de razão para o mecanismo biológico da obesidade baseado na evolução.

O 4º estágio do ciclo completo de 9 etapas da condutância de prótons dentro do corpo humano se distingue pela transferência de elétrons para o citocromo C sem prótons acompanhantes, que é um dos estágios de continuidade da condutância de prótons dentro do ciclo.

A manutenção de estados betta sólidos aumentados, constituídos por ácidos graxos saturados com altos níveis de potencial vermelho, conduzindo o fluxo lento de prótons e elétrons nesta etapa do ciclo completo de 9 etapas da condutância de prótons, localizados em 14 trilhões de células somáticas, serviu como uma razão para o mecanismo biológico da obesidade baseado na evolução.

De acordo com o ciclo completo de 9 etapas de condutância de prótons dentro do corpo humano proposto por Ambaga e Tumen- Ulzii (2015), o 6º estágio do ciclo completo de 9 etapas de condutância de prótons dentro do corpo humano se distingue pela criação de um gradiente de prótons no espaço intercelular das mitocôndrias e a subsequente transferência de prótons para a matriz através de sinapses de ATP, que desempenham um papel importante na continuidade da condutância de prótons dentro do ciclo. A manutenção de estados betta sólidos aumentados, constituídos por ácidos graxos saturados com altos níveis de potencial vermelho, conduzindo o fluxo lento de prótons e elétrons nesta etapa do ciclo completo de 9 etapas da condutância de prótons, localizados em 14 trilhões de células somáticas, serviu como uma razão para o mecanismo biológico da obesidade baseado na evolução.

Também o 7º estágio do ciclo completo de 9 etapas de condutância de prótons dentro do corpo humano é distinguido pela formação de água metabólica na matriz mitocondriana pela oxidação do próton por oxigênios ativados , ou seja , pela protonação do oxigênio ativado pelo próton da matriz, que é um dos estágios anteriores de continuidade da condutância de prótons do ciclo completo e, neste contexto, o aumento dos estados alfa fluidos, consistindo de ácidos graxos insaturados com altos níveis de potenciais oxi, conduzindo o fluxo intensivo de prótons e elétrons neste 7º estágio da condutância de prótons dentro de 14 trilhões de células somáticas levaria à diminuição do acúmulo excessivo de ácidos graxos saturados dentro do corpo humano no 3º compartimento de 4 compartimentos do corpo.

O 9º estágio se distingue pela entrada de oxigênio do pulmão, formação de HbO_2 , combinação de prótons com hemaglobina (geração de HbH), que promove a liberação de oxigênio da hemaglobina , difusão de oxigênio para todas as células, e liberação de prótons. e elétrons de substratos alimentares.

A manutenção de estados betta sólidos aumentados, constituídos por ácidos graxos saturados com altos níveis de potencial vermelho, conduzindo o fluxo lento de prótons e elétrons nesta etapa do ciclo completo de 9 etapas da condutância de prótons, localizados em 14 trilhões de células somáticas, serviu como uma razão para o mecanismo biológico da obesidade baseado na evolução.

O aparecimento de sistemas de energia mitocondriais na forma de "doadores + potenciais redox de membrana sistema de linha de três estados + O_2 + ADP + Pi + H^+ + $nH^+_{memb.space}$ = (ATP + energia térmica) + H_2O + nH^+_{matriz} + CO_2 "(Ambaga e Tumen- Ulzii , 2015) deu aos organismos a possibilidade de acumular ácidos graxos saturados excessivos dentro do corpo no 3º compartimento do 4º compartimento do corpo como regulações normais, mas esse mecanismo às vezes se transformou nas principais razões causar obesidade.

Esta última situação biológica é mais semelhante a tais eventos biológicos codificados pelos termos Badgan na medicina tradicional tibetana . Os potenciais redox de membrana, ciclo completo de nove etapas de condutância de prótons dependente do sistema de linha de três estados e o mecanismo biológico de envelhecimento precoce baseado na evolução

Postulamos que o mecanismo biológico do envelhecimento precoce baseado na evolução está conectado a esses processos, durante os quais, como se, a mudança de sistemas acumuladores de energia mais poderosos como "Doadores + potenciais redox de membrana sistema de linha de três estados + O_2 + ADP + Pi + H^+ + $nH^+_{membro \cdot espaço}$ = (ATP + energia térmica) + H_2O + nH^+_{matriz} + CO_2 "às regulações de acumulação de bioenergia ativada lentamente dos primeiros tempos de evolução na forma de ADP + Pi + H^+ + $nH^+_{memb \cdot espaço}$, acompanhado pela deficiência do sistema de linha de três estados dos potenciais redox da membrana e pela ativação lenta dos regulamentos de utilização do aceitador de O_2 (Ambaga e Tumen- Ulzii , 2015).

O primeiro estágio do ciclo completo de 9 etapas da condutância de prótons dentro do corpo humano se distingue pela liberação de prótons e elétrons de substratos alimentares (carboidratos, aminoácidos e ácidos graxos) sob a ação indireta do oxigênio, que foi liberado do entorno da membrana do eritrócito no 9º estágio do ciclo completo. A partir deste estágio, a condutância do próton dentro do ciclo é iniciada.

A manutenção de estados gama aumentados das membranas bioenergéticas, consistindo em uma quantidade diminuída de ácidos graxos saturados e uma quantidade diminuída de ácidos graxos insaturados, com baixos níveis de potenciais redoxi conduzindo o fluxo lento de prótons e elétrons e também com uma baixa quantidade de ATP e a energia térmica nesta fase do ciclo completo de 9 etapas da condutância de prótons, localizada em 14 trilhões de células somáticas, serviu como as principais razões para o mecanismo biológico de envelhecimento precoce baseado na evolução .

O segundo estágio do ciclo completo de nove etapas de condutância de prótons dentro do corpo humano é caracterizado pela transferência de um próton e um elétron para NADH e $FADH_2$ como átomos de hidrogênio, juntamente com a liberação de CO_2, estágio pelo qual continua o condutância do próton dentro do ciclo.

A manutenção de estados gama aumentados das membranas bioenergéticas, consistindo em uma quantidade diminuída de ácidos graxos saturados e uma quantidade diminuída de ácidos graxos insaturados com baixos níveis de redoxipotenciais , conduzindo o fluxo lento de prótons e elétrons, e também com baixa quantidade de ATP , a energia térmica nesta fase do ciclo completo de 9 etapas da condutância de prótons, localizada em 14 trilhões de células somáticas, serviu como uma das principais razões para o mecanismo biológico de envelhecimento precoce baseado na evolução.

O 4º estágio do ciclo completo de 9 etapas da condutância de prótons dentro do corpo humano se distingue pela transferência de elétrons para o citocromo C sem prótons acompanhantes, que é um dos estágios de continuidade da condutância de prótons dentro do ciclo.

A manutenção de estados gama aumentados das membranas bioenergéticas, consistindo em uma quantidade diminuída de ácidos graxos saturados e uma quantidade diminuída de ácidos graxos insaturados com baixos níveis de redoxipotenciais , conduzindo o fluxo lento de prótons e elétrons, e também com baixa quantidade de ATP , a energia térmica nesta fase do ciclo completo de 9 etapas da condutância de prótons, localizada em 14 trilhões de células somáticas, serviu como uma das principais razões para o mecanismo biológico de envelhecimento precoce baseado na evolução.

De acordo com o ciclo completo de 9 etapas de condutância de prótons dentro do corpo humano proposto por Ambaga e Tumen- Ulzii (2015), o 6º estágio do ciclo completo de 9 etapas de condutância de prótons dentro do corpo humano se distingue pela criação de um gradiente de prótons no espaço intercelular das mitocôndrias e a subsequente transferência de prótons para a matriz através das sinapses de ATP, que desempenha um papel importante na continuidade da condutância de prótons dentro do ciclo.

A manutenção de estados gama aumentados das membranas bioenergéticas, consistindo em uma quantidade diminuída de ácidos graxos saturados e uma quantidade diminuída de ácidos graxos insaturados com baixos níveis de redoxipotenciais , conduzindo o fluxo lento de prótons e elétrons, e também com baixa quantidade de ATP , a energia térmica nesta fase do ciclo completo de 9 etapas da condutância de prótons, localizada em 14 trilhões de células somáticas, serviu como uma das principais razões para o mecanismo biológico de envelhecimento precoce baseado na evolução.

A manutenção de estados betta sólidos aumentados, constituídos por ácidos graxos saturados com altos níveis de potencial vermelho, conduzindo o fluxo lento de prótons e elétrons nesta etapa do ciclo completo de 9 etapas da condutância de prótons, localizados em 14 trilhões de células somáticas, serviu como uma razão para o mecanismo biológico da obesidade baseado na evolução.

Além disso, o 7º estágio do ciclo completo de 9 etapas de condutância de prótons dentro do corpo humano se distingue pela formação de água metabólica na matriz mitocondriana pela oxidação do próton pelo oxigênio ativado, ou seja, pela protonação do oxigênio ativado pelo próton da matriz, que é um dos estágios anteriores de continuidade da condutância do próton do ciclo completo.

A manutenção de estados Gama aumentados das membranas bioenergéticas, consistindo em uma quantidade diminuída de ácidos graxos saturados e uma quantidade diminuída de ácidos graxos insaturados com baixos níveis de redoxipotenciais , conduzindo o fluxo lento de prótons e elétrons, e também com baixa quantidade de ATP , a energia térmica nesta fase do ciclo completo de 9 etapas da condutância de prótons, localizada em 14 trilhões de células somáticas, serviu como uma das principais razões para o mecanismo biológico de envelhecimento precoce baseado na evolução.

O 9º estágio se distingue pela entrada de oxigênio do pulmão, formação de HbO_2, combinação de prótons com hemaglobina (geração de HbH), que promove a liberação de oxigênio da hemaglobina , difusão de oxigênio para todas as células, e liberação de prótons. e elétrons de substratos alimentares.

A manutenção de estados Gama aumentados das membranas bioenergéticas, consistindo em uma quantidade diminuída de ácidos graxos saturados e uma quantidade diminuída de ácidos graxos insaturados com baixos níveis de potenciais redoxi , conduzindo o fluxo lento de prótons e elétrons, e também com baixa quantidade de ATP, energia térmica nesta fase do ciclo completo de 9 etapas da condutância de prótons, localizada em 14 trilhões de células somáticas, serviu como a principal razão para o mecanismo biológico de envelhecimento precoce baseado na evolução .

Esta situação biológica é mais semelhante a eventos biológicos codificados pelo termo rLung na medicina tradicional tibetana.

8.18. Os potenciais redox de membrana, ciclo completo de nove etapas de condutância de prótons dependente do sistema de linha de três estados e o mecanismo biológico baseado na evolução de sistemas de bioenergia de produção de ATP de utilização de oxigênio

Durante dois bilhões de anos, os organismos bacterianos foram as únicas formas de vida no mundo arqueano, com os sistemas acumuladores de bioenergia de desenvolvimento lento da evolução inicial na forma de "doadores como moléculas de água + ADP + Pi + H^+ + $nH^+_{memb.space}$ = Formação de ATP + nH + O_2 e escassez de potenciais redox de membrana, sistema de linha de três estados, falta de regulamentos de utilização do aceitador de O_2.". Estes processos assumiriam maior intensidade no caso da predominância de estruturas de membrana do estado betta com elevados potenciais vermelhos, que tinham sido codificadas na medicina tradicional tibetana pelo termo abstrato badgan .

Eles viveram, reproduziram-se, mas não demonstraram nenhuma inclinação particular para passar para outro nível de existência mais desafiador (Bill Bryson, A Short

História de quase tudo) por causa dos sistemas acumuladores de bioenergia de desenvolvimento lento da evolução inicial na forma de "doadores como moléculas de água + ADP + Pi + H^+ + $nH^+_{memb.space}$ = Formação de ATP +

nH + O_2 e escassez de potenciais redox de membrana, sistema de linha de três estados, falta de regulamentos de utilização do aceitador de O_2.".
Além disso , uma das razões pelas quais a vida demorou tanto para se tornar complexa foi que o mundo teve de esperar até que os organismos mais simples tivessem oxigenado suficientemente a atmosfera.
Foram necessários cerca de dois mil milhões de anos, cerca de 40% da história da Terra, para que os níveis de oxigénio atingissem níveis de concentração mais ou menos modernos na atmosfera (Bill Bryson, A Short History of Quase Everything).
Deve-se dizer que o mecanismo biológico baseado na evolução dos sistemas de bioenergia de produção de oxigênio-ATP foi conectado a esses processos como uma mudança das regulações de acumulação de bioenergia lentamente desenvolvidas dos primeiros tempos de evolução na forma de "doadores como moléculas de água + ADP + Pi + H^+ + $nH^+_{memb.space}$ = ATP + nH + O_2 formação e escassez de potenciais redox de membrana sistema de linha de três estados, falta de regulamentos de utilização de aceitadores de O_2 "para sistemas acumuladores de energia mais poderosos como "Doadores (glicose, aminoácidos , ácidos graxos) + potenciais redox de membrana sistema de linha de três estados + aceitador como O_2 + ADP + Pi + H^+ + $nH^+_{memb.space}$ = (ATP + energia térmica) + H_2O + nH^+_{matriz} + CO_2".
À medida que as cianobactérias proliferaram, o mundo começou a encher-se de O_2. Para consternação desses organismos, eles o consideraram venenoso, mas o aparecimento de sistemas acumuladores de energia mais poderosos como "doadores (glicose, aminoácidos , ácidos graxos) + potenciais redox de membrana sistema de linha de três estados + aceitador como O_2 + ADP + Pi + H^+ + $nH^+_{espaço\text{-}membro}$ = (ATP + energia térmica) + H_2O + nH^+_{matriz} + CO_2 " serviu como uma forma mais eficiente de produzir energia usando oxigênio e prevenindo os efeitos tóxicos do oxigênio.
Os sistemas acumuladores de energia como "doadores (glicose, aminoácidos , ácidos graxos) + potenciais redox de membrana sistema de linha de três estados + aceitador como O_2 + ADP + Pi + H^+ + $nH^+_{memb.space}$ = (ATP + energia térmica) + H_2O + nH^+_{matriz} + CO_2"desempenhou o papel de converter o oxigênio tóxico em oxigênio muito útil para qualquer forma de organismo como um membro muito importante do meio de reação acima mencionado, e tornou-se impossível manter quaisquer formas de processos vitais sem oxigênio.
Dessa forma, surgiu um tipo inteiramente novo de célula conhecida como eucariota, com sistemas contendo os "doadores (glicose, aminoácidos , ácidos graxos) + potenciais redox de membrana, sistema de linha de três estados +

aceitador como O_2 + ADP + Pi + H^+ + $nH^+_{memb.espaço}$ = (ATP + energia térmica) + H_2O + nH^+_{matriz} + CO_2" energia bioenergética - sistemas de produção de ATP.
Antes do aparecimento dos sistemas de bioenergia baseados em mitocôndrias como "doadores (glicose, aminoácidos , ácidos graxos) + potenciais redox de membrana sistema de linha de três estados + aceitador como O_2 + ADP + Pi + H^+ + $nH^+_{memb.space}$ = (ATP + energia térmica) + H_2O + nH^+_{matriz} + CO_2"(Ambaga e Tumen- Ulzii , 2015), as moléculas de oxigênio eram inimigas no relacionamento com sistemas biológicos, mas quando o mecanismo biológico baseado na evolução de utilização de oxigênio dentro do sistema de linha de três estados dos potenciais redox da membrana, o oxigênio se tornou um membro inseparável de sistemas de bioenergia produtores de ATP.
O aparecimento de sistemas de energia baseados em mitocôndrias na forma de "doadores (glicose, aminoácidos , ácidos graxos) + potenciais redox de membrana sistema de linha de três estados + aceitador como O_2 + ADP + Pi + H^+ + $nH^+_{memb.space}$ = (ATP + energia térmica) + H_2O + nH^+_{matriz} + CO_2"(Ambaga e Tumen- Ulzii , 2015) deu aos organismos a possibilidade de evitar os efeitos tóxicos do oxigênio e desenvolver o mecanismo biológico de utilização do oxigênio baseado na evolução - sistemas de bioenergia produtores de ATP.
Desta forma, as mitocôndrias, como um dos membros mais importantes de poderosos sistemas acumuladores de energia como "doadores (glicose, aminoácidos , ácidos graxos) + potenciais redox de membrana sistema de linha de três estados + aceitador como O_2 + ADP + Pi + H^+ + $nH^+_{espaço-membro}$ = (ATP + energia térmica) + H_2O + nH^+_{matriz} + CO_2", começaram a manipular o oxigênio de uma forma que libera energia dos alimentos.
Sem esses sistemas de acumulação de energia baseados em mitocôndrias como "doadores (glicose, aminoácidos , ácidos graxos) + potenciais redox de membrana sistema de linha de três estados + aceitador como O_2 + ADP + Pi + H^+ + $nH^+_{memb.space}$ = (ATP + energia térmica) + H_2O + nH^+_{matriz} + CO_2", a vida na Terra hoje nada mais seria do que uma lama de simples micróbios.
O primeiro estágio do ciclo completo de 9 etapas da condutância de prótons dentro do corpo humano se distingue pela liberação de prótons e elétrons de substratos alimentares (carboidratos, aminoácidos e ácidos graxos) sob a ação indireta do oxigênio, que foi liberado do entorno da membrana do eritrócito no 9º estágio do ciclo completo. A partir desta etapa, iniciou-se a condutância do próton dentro do ciclo.
O segundo estágio do ciclo completo de 9 etapas da condutância do próton dentro do corpo humano é caracterizado pela transferência de um próton e

um elétron para NADH e $FADH_2$ como átomos de hidrogênio, juntamente com a liberação de CO_2, estágio pelo qual o próton a condutância dentro do ciclo continua.

O 4º estágio do ciclo completo de 9 etapas da condutância de prótons dentro do corpo humano é caracterizado pela transferência de elétrons para o citocromo C sem prótons acompanhantes, seguida pela transferência de elétrons para o oxigênio molecular.

Além disso, o 7º estágio do ciclo completo de 9 etapas da condutância do próton dentro do corpo humano se distingue pela formação de água metabólica na matriz mitocondrial pela oxidação do próton pelo oxigênio ativado, ou seja, pela protonação do oxigênio ativado pela matriz próton.

9º estágio dos potenciais redox de membrana dependente do sistema de linha de três estados, completo O ciclo de 9 etapas da condutância de prótons dentro do corpo humano é diferenciado pela entrada de oxigênio do pulmão, a formação de HbO_2, combinação de prótons com hemoglobina (geração de HbH), que promove a liberação de oxigênio da hemoglobina , e a difusão de oxigênio para todas as células, condicionando a liberação de prótons e elétrons dos substratos alimentares.

O aparecimento de sistemas de energia mitocondriais na forma de "doadores (glicose, aminoácidos , ácidos graxos) + potenciais redox de membrana sistema de linha de três estados + aceitador como O_2 + ADP + Pi + H^+ + $nH^+_{memb \cdot espaço}$ = (ATP + energia térmica) + H_2O + nH + matriz + CO_2"(Ambaga e Tumen- Ulzii , 2015) deu aos organismos a possibilidade de conduzir as funções biológicas baseadas na evolução da utilização de oxigênio, regulamentações de bioenergia para produção de ATP.

Estes processos assumiriam maior intensidade no caso da prevalência de estados alfa em estruturas de membrana com elevados oxipotenciais , que haviam sido codificados na medicina tradicional tibetana pelo termo abstrato mkhris .

8.19. dependem do sistema de linha de três estados ; o ciclo completo de nove etapas da condutância de prótons e o mecanismo biológico de formação de órgãos baseado na evolução

Por nós postulamos que o mecanismo biológico de formação de órgãos baseado na evolução estava conectado a esses processos como uma mudança nas regulações de acumulação de bioenergia lentamente desenvolvidas dos primeiros tempos de evolução na forma de "Doadores como moléculas de água + ADP + Pi + H^+ + $nH_{+ membro \cdot espaço}$ = formação de ATP + nH + O_2 e escassez de potenciais redox de membrana sistema de linha de três estados, falta de regulamentos de utilização de aceitadores de O_2 "para sistemas

acumuladores de energia mais poderosos como “doadores (glicose, aminoácidos , ácidos graxos) + redox de membrana potenciais sistema de linha de três estados + aceitador como O_2 + ADP + Pi + H^+ + $nH^+_{memb.space}$ = (ATP + energia térmica) + H_2O + nH^+_{matriz} + CO_2 ” e formação de 4 compartimentos do corpo (Ambaga e Tumen- Ulzii , 2015).
O aparecimento de sistemas acumuladores de energia mais poderosos como “doadores + potenciais redox de membrana sistema de linha de três estados + O_2 + ADP + Pi + H^+ + $nH^+_{memb.\ espaço}$ = (ATP + energia térmica) + H_2O + nH^+_{matriz} + CO_2 ”e a formação de 4 compartimentos do corpo (Ambaga e Tumen- Ulzii , 2015) desempenharam um papel mais importante no desenvolvimento baseado na evolução de vários órgãos e 4 compartimentos do corpo e 10 sistemas funcionais.
A formação de órgãos foi o resultado final dos requisitos biológicos baseados na evolução para manter o funcionamento normal dos “doadores + potenciais redox de membrana sistema de linha de três estados + O_2 + ADP + Pi + H^+ + $nH^+_{memb.space}$ = (ATP + energia térmica) + H_2O + nH^+_{matriz} + CO_2 ” durante os últimos 1 bilhão de anos em todo o organismo.
Seria mais interessante estabelecer a relação entre a manutenção do funcionamento normal dos “Doadores + potenciais redox de membrana sistema de linha de três estados + O_2 + ADP + Pi + H^+ + $nH^+_{memb.space}$ = (ATP + energia térmica) + H_2O + nH^+_{matriz} + CO_2 ”e os requisitos biológicos baseados na evolução para a formação de órgãos em todo o organismo.
O aparecimento de sistemas acumuladores de energia mais poderosos como “doadores + potenciais redox de membrana sistema de linha de três estados + O_2 + ADP + Pi + H^+ + $nH^+_{memb.space}$ = (ATP + energia térmica) + H_2O + nH^+_{matriz} + CO_2 ”e a formação de 4 compartimentos do corpo (Ambaga e Tumen- Ulzii , 2015) desempenharam um papel mais importante no desenvolvimento baseado na evolução de vários órgãos e 4 compartimentos do corpo e 10 sistemas funcionais.
Postulamos que os mecanismos biológicos de formação de órgãos baseados na evolução em todo o organismo estavam conectados a esses processos como uma mudança nas regulações de acumulação de bioenergia de desenvolvimento lento dos primeiros tempos de evolução na forma de ADP + Pi + H^+ + $nH^+_{memb.espaço}$ e a escassez de potenciais redox de membrana em sistemas de linha de três estados e a falta de aceitadores de O_2 para sistemas acumuladores de energia mais poderosos como doadores + potenciais redox de membrana em sistema de linha de três estados + O_2 + ADP + Pi + H^{++} $nH^+_{memb.space}$ "= (ATP + energia térmica) + H_2O + nH^+_{matriz} + CO_2 ” e a

formação de quatro compartimentos do corpo (Ambaga e Tumen- Ulzii , 2015).

A mudança baseada na evolução de uma célula para o organismo inteiro foi acompanhada pela conversão das primeiras regulações bioenergéticas lentamente desenvolvidas como "Doadores como moléculas de água + ADP + Pi + H^+ + $nH^+_{memb.space}$ = Formação de ATP + nH + O_2 e escassez de potenciais redox de membrana sistema de linha de três estados, falta de regulamentos de utilização de aceitadores de O_2 "para sistemas acumuladores de energia mais poderosos como "Doadores (glicose, aminoácidos , ácidos graxos) + potenciais redox de membrana sistema de linha de três estados + aceitador como O_2 + ADP + Pi + H^+ + $nH^+_{memb.space}$ = (ATP + energia térmica) + H_2O + nH^+_{matriz} + CO_2 "(Ambaga e Tumen-Ulzii , 2015), que deu às células vivas a possibilidade de funcionar em todo o organismo.

O funcionamento normal dos sistemas de conservação de energia exigiu a entrega constante de doadores - moléculas de alimentos e moléculas de oxigênio - aos "doadores + potenciais redox de membrana sistema de linha de três estados + O_2 + ADP + Pi + H^+ + $nH^+_{memb.space}$ = (ATP + energia térmica) + H_2O + nH^+_{matriz} + CO_2" (Ambaga e Tumen- Ulzii , 2015).

(Onde convergem comendo comida e inalando oxigênio)

A formação do sistema de ingestão de alimentos como órgãos gastrointestinais foi condicionada por requisitos biológicos para entrega constante de moléculas de alimento doador ao meio de "doadores + potenciais redox de membrana sistema de linha de três estados + O_2 + ADP + Pi + H^+ + $nH^+_{espaço-membro}$ = (ATP + energia térmica) + H_2O + nH^+_{matriz} +CO2 ".

Também entrega constante de moléculas de O_2 ao meio: "Doadores + potenciais redox de membrana sistema de linha de três estados + O_2 + ADP + Pi + H^+ + $nH^+_{memb.space}$ = (ATP + energia térmica) + H_2O + nH^+_{matriz} +CO2 ". foi o resultado da formação de sistemas receptores de oxigênio como órgãos respiratórios.

Além da entrega constante de moléculas de alimentos doadores e moléculas de O_2 para o meio de "Doadores + potenciais redox de membrana sistema de linha de três estados + O_2 + ADP + Pi + H^+ + $nH^+_{memb.space}$ = (ATP + energia térmica) + H_2O + nH^+_{matriz} +CO2 ". os sistemas existentes em 14 trilhões de células foram condicionados pela fundação de doadores e do sistema de transporte de moléculas de O_2 como órgãos cardiovasculares.

Formação de prótons livres e produtos tóxicos de nitrogênio no sistema de linha de três estados de potenciais redox de membrana, incluído em

"Doadores + sistema de linha de três estados de potenciais redox de membrana + O_2 + ADP + Pi + H^+ + $nH^+_{membro.espaço}$ = (ATP + energia térmica) + H_2O + nH^+_{matriz} +CO2 ". existentes em 14 trilhões de células levaram à formação de um sistema de regulação ácido-base e compostos de nitrogênio tóxicos, eliminando sistemas e órgãos renais.
A formação do sistema endócrino e dos órgãos foi condicionada por requisitos biológicos para a regulação da intensidade normal da condutância de prótons e elétrons dentro dos "doadores + potenciais redox de membrana sistema de linha de três estados + O_2 + ADP + Pi + H^+ + $nH^+_{memb.espaço}$ = (ATP + energia térmica) + H_2O + nH^+_{matriz} + CO_2" sistemas que existiam em 14 trilhões de células.
A necessidade biológica de encontrar moléculas doadoras como alimentos de fora do meio ambiente e seu transporte para o "Doador + potenciais redox de membrana sistema de linha de três estados + O_2 + ADP + Pi + H^+ + $nH^+_{memb.space}$ = (ATP + energia térmica) + H_2O + nH^+_{matriz} + CO_2"que existiam em 14 trilhões de células foram condicionados pela formação dos órgãos dos sentidos e do sistema músculo-esquelético.
Por nós postulamos que o mecanismo biológico de formação de órgãos baseado na evolução estava conectado a esses processos como uma mudança nas regulações de acumulação de bioenergia lentamente desenvolvidas dos primeiros tempos de evolução na forma de "Doadores como moléculas de água + ADP + Pi + H^+ + $nH^+_{memb.space}$ = formação de ATP + nH +O_2 e escassez de potenciais redox de membrana sistema de linha de três estados, falta de regulamentos de utilização do aceitador de O_2 "para sistemas acumuladores de energia mais poderosos como "doadores (glicose, aminoácidos , ácidos graxos) + potenciais redox de membrana sistema de linha de três estados + aceitador como O_2 + ADP + Pi + H^+ + nH + memb.space = (ATP + energia térmica) + H_2O + nH^+_{matriz} + CO_2 " e formação de 4 compartimentos do corpo (Ambaga e Tumen- Ulzii , 2015).
O aparecimento de sistemas acumuladores de energia mais poderosos como "doadores + potenciais redox de membrana sistema de linha de três estados + O_2 + ADP + Pi + H^+ + nH + memb.space = (ATP + energia térmica) + H_2O + nH + matriz + CO_2"e a formação de 4 compartimentos do corpo (Ambaga e Tumen- Ulzii , 2015) desempenharam um papel mais importante no desenvolvimento baseado na evolução de vários órgãos e 4 compartimentos do corpo e 10 sistemas funcionais.
A formação de órgãos foi o resultado final dos requisitos biológicos baseados na evolução para manter o funcionamento normal dos "doadores + potenciais redox de membrana sistema de linha de três estados + O_2 + ADP + Pi + H^+ +

$nH^+{}_{memb.space}$ = (ATP + energia térmica) + H_2O + nH + matriz + CO_2 "sistema durante os últimos 1 bilhão de anos em todo o organismo.

Seria mais interessante estabelecer a relação entre a manutenção do funcionamento normal dos "Doadores + potenciais redox de membrana sistema de linha de três estados + O_2 + ADP + Pi + H^+ + $nH^+{}_{memb.space}$ = (ATP + energia térmica) + H_2O + nH + matriz + CO_2 "sistema e os requisitos biológicos baseados na evolução para a formação de órgãos em todo o organismo.

O aparecimento de sistemas acumuladores de energia mais poderosos como "doadores + potenciais redox de membrana sistema de linha de três estados + O_2 + ADP + Pi + H^+ + $nH^+{}_{memb.space}$ = (ATP + energia térmica) + H_2O + nH + matriz + CO_2 "e a formação de 4 compartimentos do corpo (Ambaga e Tumen- Ulzii , 2015) desempenharam um papel mais importante no desenvolvimento baseado na evolução de vários órgãos e 4 compartimentos do corpo e 10 sistemas funcionais.

Postulamos que os mecanismos biológicos de formação de órgãos baseados na evolução em todo o organismo estavam conectados a esses processos como uma mudança nas regulamentações de acumulação de bioenergia de desenvolvimento lento dos primeiros tempos de evolução na forma de ADP + Pi + H+ + nH + memb.space e a escassez de potenciais redox de membrana em sistemas de linha de três estados e a falta de aceitadores de O2 para sistemas acumuladores de energia mais poderosos como doadores + potenciais redox de membrana em sistema de linha de três estados + O_2 + ADP + Pi + H^+ + nH + memb.space "= (ATP + energia térmica) + H_2O + $nH^+{}_{matriz}$ + CO_2 " e a formação de quatro compartimentos do corpo (Ambaga e Tumen- Ulzii , 2015).

A mudança baseada na evolução de uma célula para o organismo inteiro foi acompanhada pela conversão das primeiras regulações bioenergéticas lentamente desenvolvidas como "Doadores como moléculas de água + ADP + Pi + H^+ + $nH^+{}_{memb.space}$ = ATP + nH + Formação de O_2 e escassez de sistemas de linha de três estados de potenciais redox de membrana, falta de regulamentos de utilização de aceitadores de O_2 "para sistemas acumuladores de energia mais poderosos como "Doadores (glicose, aminoácidos , ácidos graxos) + potenciais redox de membrana linha de três estados sistema + aceitador como O_2 + ADP + Pi + H^+ + $nH^+{}_{memb.space}$ = (ATP + energia térmica) + H_2O + $nH^+{}_{matriz}$ + CO_2 "(Ambaga e Tumen- Ulzii , 2015), que deu às células vivas a possibilidade de funcionar em todo o organismo.

O funcionamento normal dos sistemas de conservação de energia exigiu a entrega constante de doadores - moléculas de alimentos e moléculas de oxigênio - aos "doadores + potenciais redox de membrana sistema de linha de três estados + O_2 + ADP + Pi + H^+ + $nH^+_{memb.space}$ = (ATP + energia térmica) + H_2O + nH^+_{matriz} + CO_2" (Ambaga e Tumen- Ulzii , 2015).

A formação do sistema de ingestão de alimentos como órgãos gastrointestinais foi condicionada por requisitos biológicos para entrega constante de moléculas de alimento doador ao meio de "doadores + potenciais redox de membrana sistema de linha de três estados + O_2 + ADP + Pi + H^+ + $nH^+_{espaço\text{-}membro}$ = (ATP + energia térmica) + H_2O + nH^+_{matriz} +CO2 ".

Também entrega constante de moléculas de O 2 ao meio: "Doadores + potenciais redox de membrana sistema de linha de três estados + O_2 + ADP + Pi + H^+ + $nH^+_{memb.space}$ = (ATP + energia térmica) + H_2O + nH^+_{matriz} +CO2 ". foi resultado da formação de sistemas receptores de oxigênio como órgãos respiratórios.

Além da entrega constante de moléculas de alimentos doadores e moléculas de O 2 para o meio de "Doadores + potenciais redox de membrana sistema de linha de três estados + O_2 + ADP + Pi + H^+ + $nH^+_{memb.space}$ = (ATP + energia térmica) + H_2O + nH^+_{matriz} +CO2 ". os sistemas existentes em 14 trilhões de células foram condicionados pela fundação de doadores e do sistema de transporte de moléculas de O_2 como órgãos cardiovasculares.

Formação de prótons livres e produtos tóxicos de nitrogênio no sistema de linha de três estados de potenciais redox de membrana, incluído em "Doadores + sistema de linha de três estados de potenciais redox de membrana + O_2 + ADP + Pi + H^+ + $nH^+_{memb \cdot espaço}$ = (ATP + energia térmica) + H_2O + nH^+_{matriz} Os sistemas + CO_2 "existentes em 14 trilhões de células levaram à formação de um sistema de regulação ácido-base e compostos de nitrogênio tóxicos, eliminando sistemas e órgãos renais.

A formação do sistema endócrino e dos órgãos foi condicionada por requisitos biológicos para a regulação da intensidade normal da condutância de prótons e elétrons dentro dos "doadores + potenciais redox de membrana sistema de linha de três estados + O_2 + ADP + Pi + H^+ + $nH^+_{memb.espaço}$ = (ATP + energia térmica) + H_2O + nH^+_{matriz} + CO_2 " sistemas que existiam em 14 trilhões de células.

A necessidade biológica de encontrar moléculas doadoras como alimentos de fora do meio ambiente e seu transporte para o "Doador + potenciais redox de membrana sistema de linha de três estados + O_2 + ADP + Pi + H^+ + $nH^+_{memb.space}$ = (ATP + energia térmica) + H_2O + nH^+_{matriz} + CO_2 condicionado por sistemas que "os sistemas existiam em 14 trilhões de células foram condicionados à formação dos órgãos dos sentidos e do sistema músculo-esquelético.

8.20. O ciclo completo de nove etapas da condutância de prótons e os dois sistemas básicos de reação metabólica para a obtenção de ATP formados durante os últimos 4 bilhões de anos

Coletar energia da energia das ligações químicas em moléculas orgânicas para produzir ATP é o padrão universal de todas as células vivas.

Nos últimos 4 bilhões de anos, evoluíram dois sistemas básicos de reação metabólica para a obtenção de ATP.

O primeiro sistema de reação metabólica para obtenção de ATP são os sistemas fotossintéticos baseados em clorofila. No funcionamento desse sistema em eucariotos, os doadores de elétrons fotossintéticos são moléculas de água, o padrão de produção de oxigênio é oxigenado e os produtos primários da conversão de energia são ATP e NADPH.

Além disso, no funcionamento desse sistema nas cianobactérias, os doadores de elétrons fotossintéticos são moléculas de água, o padrão de produção de oxigênio é oxigenado e os produtos primários da conversão de energia são ATP e NADPH.

O segundo sistema de reação metabólica para obtenção de ATP é o ciclo completo de nove etapas de condutância de prótons dependente do potencial redox de membrana, dependente do sistema de linha de três estados, descrito pela primeira vez por nós (Ambaga e Tumen- Ulzii , 2015).

Deve-se dizer que, devido a este segundo sistema, o Reino Animal, incluindo Mamíferos, Aves, Anfíbios, Peixes, Insecta , e Vermes, de acordo com a taxonomia superior de Linnaeus,.

Desta forma, durante os últimos 4 bilhões de anos, houve a formação de dois sistemas reacionais básicos para obtenção de ATP.

O primeiro sistema de reação para obter ATP foi o sistema de acumulação de bioenergia de desenvolvimento lento da evolução inicial (2 bilhões de anos): "doadores como moléculas de água + ADP + Pi + H^+ + $nH^+_{memb.space}$ = Formação de ATP + nH + O_2 e escassez de potenciais redox de membrana, sistema de linha de três estados, falta de regulamentos de utilização do aceitador de O_2".

O segundo sistema de reação para obtenção de ATP foi um sistema de acumulação de energia mais poderoso : "doadores (glicose, aminoácidos , ácidos graxos) + potenciais redox de membrana sistema de linha de três estados + aceitador como O_2 + ADP + Pi + H^+ + $nH^+_{memb .espaço}$ = (ATP + energia térmica) + H_2O + nH^+_{matriz} + CO_2" (Ambaga e Tumen- Ulzii , 2015).

O aparecimento de sistemas acumuladores de energia mais poderosos como "Doadores + potenciais redox de membrana sistema de linha de três estados + O_2 + ADP + Pi + H^+ + $nH^+_{membro.espaço}$ = (ATP + energia térmica) + H_2O + nH^+_{matriz} + CO_2 "como uma forma mais aprimorada de acumulação de bioenergia de desenvolvimento lento , regulações de tempos de evolução iniciais (2 bilhões de anos) na forma de "Doadores como moléculas de água + ADP + Pi + H^+ + $nH^+_{memb.space}$ = Formação de ATP + nH + O_2 e a escassez de potenciais redox de membrana sistema de linha de três estados, falta de regulamentos de utilização de aceitadores de O_2 "tiveram desempenhado um papel mais importante na formação do Reino Animal, incluindo Mammalia , Aves , Amphibia , Pisces , Insecta , Vermes de acordo com a taxonomia superior de Linnaeus.

O aparecimento de sistemas de energia mitocondriais dentro dos potenciais redox de membrana sistema de linha de três estados do segundo sistema de reação de obtenção de ATP- "Doadores (glicose, aminoácidos , ácidos graxos) + potenciais redox de membrana sistema de linha de três estados + aceitador como O_2 + ADP + Pi + H^+ + $nH^+_{espaço-membro}$ = (ATP + energia térmica) + H_2O + nH^+_{matriz} + CO_2 "(Ambaga e Tumen- Ulzii , 2015) como variantes melhoradas do antigo sistema de coleta de energia como" Doadores como moléculas de água + ADP + Pi + H^+ + $nH^+_{memb.space}$ = ATP + nH + O_2 formação e a escassez de potenciais redox de membrana, sistema de linha de três estados, a falta de regulamentos de utilização de aceitadores de O_2 " deu a possibilidade de desenvolver um Reino Animal, incluindo Mamíferos , Aves, Amfíbios, Peixes, Insecta,Vermes de acordo com a taxonomia superior de Linnaeus.

Sem o segundo sistema de reação de obtenção de ATP como um sistema de acumulação de energia mais poderoso como "doadores (glicose, aminoácidos , ácidos graxos) + potenciais redox de membrana sistema de linha de três estados + aceitador como O_2 + ADP + Pi + H^+ + $nH^+_{membro.espaço}$ = (ATP + energia térmica) + H_2O + nH^+_{matriz} +CO_2 " (Ambaga e Tumen- Ulzii , 2015), era impossível esperar pelo aparecimento do Reino Animal, incluindo Mammalia, Aves , Amphibia, Pisces , Insecta , e Vermes de acordo com a taxonomia superior de Linnaeus. Uma é uma forma de primeira reação
(Onde convergem comendo comida e inalando oxigênio)
sistema para obtenção de ATP; NADPH é uma reação luminosa na fotossíntese oxigenada.

As propriedades dos sistemas fotossintéticos baseados em clorofila são as seguintes: No caso dos eucariotos, os doadores de elétrons fotossintéticos são moléculas de água; o padrão de produção de oxigênio é oxigenado; os principais produtos da conversão de energia são ATP e NADPH. No caso das cianobactérias, os doadores de elétrons fotossintéticos são moléculas de água; o padrão de produção de oxigênio é oxigenado; os principais produtos da conversão de energia são ATP e NADPH.

Mas no caso das bactérias verdes, bactérias roxas, heliobactérias e acidobactérias , os doadores de elétrons fotossintéticos são H_2 , H_2S e matéria orgânica; o padrão de produção de oxigênio é não oxigênico ; e o principal produto da conversão de energia é o ATP. Eucariontes fotossintéticos e cianobactérias realizam fotossíntese oxigenada, assim chamada porque o oxigênio é gerado e liberado no ambiente quando a energia luminosa é convertida em energia química (JM Willey, LM Sherwood, Ch.J. Woolverton, Prescotts Microbiology, oitava edição). A formação do sistema de linha de três estados "Doadores + potenciais redox de membrana + O_2 + ADP + Pi + H^+ + $nH^+_{memb.space}$ = (ATP + energia térmica) + H_2O + $nH^+_{matriz\ O\ sistema}$ + CO_2 "foi o resultado final dos requisitos biológicos baseados na evolução para manter o funcionamento normal das regulações multicelulares durante os últimos 1,5 bilhões de anos no Reino Animal, incluindo Mamíferos, Aves , Anfíbios, Peixes, Insecta e Vermes de acordo com a taxonomia superior de Linnaeus.

Seria mais interessante estabelecer a relação entre a manutenção das regulações de todo o organismo ao nível do reino animal, incluindo Mamíferos, Aves, Anfíbios, Peixes, Insecta e Vermes, de acordo com a taxonomia superior de Linnaeus e os requisitos biológicos baseados na evolução para o funcionamento normal dos "Doadores + potenciais redox de membrana sistema de linha de três estados + O_2 + ADP + Pi + H^+ + $nH^+_{memb\ .espaço}$ = (ATP + energia térmica) + H_2O + nH^+_{matriz} + Sistema CO2 ".

As células vivas requerem um fornecimento constante de energia para gerar e manter a ordem biológica que as mantém vivas.

As células obtêm energia de moléculas orgânicas; essa energia é derivada da energia da ligação química em moléculas orgânicas para produzir ATP.

Nos últimos 4 bilhões de anos, evoluíram dois sistemas básicos de reação metabólica para a obtenção de ATP.

Coletar energia da energia das ligações químicas em moléculas orgânicas para produzir ATP é o padrão universal de todas as células vivas.

Nos últimos 4 bilhões de anos, evoluíram dois sistemas básicos de reação metabólica para a obtenção de ATP.

O primeiro sistema de reação metabólica para obtenção de ATP são os sistemas fotossintéticos baseados em clorofila. No funcionamento desse

sistema em eucariotos, os doadores de elétrons fotossintéticos são moléculas de água, o padrão de produção de oxigênio é oxigenado e os produtos primários da conversão de energia são ATP e NADPH.
Além disso, no funcionamento desse sistema nas cianobactérias, os doadores de elétrons fotossintéticos são moléculas de água, o padrão de produção de oxigênio é oxigenado e os produtos primários da conversão de energia são ATP e NADPH.
O segundo sistema de reação metabólica para obtenção de ATP é o ciclo completo de nove etapas de condutância de prótons, dependente do potencial redox da membrana, dependente do sistema de linha de três estados, descrito pela primeira vez por nós (Ambaga e Tumen- Ulzii , 2015).
Mas pode-se dizer que, devido a este segundo sistema, o Reino Animal, incluindo Mamíferos, Aves, Anfíbios, Peixes, Insecta , e Vermes, de acordo com a taxonomia superior de Linnaeus,.
Desta forma, durante os últimos 4 bilhões de anos, houve a formação de dois sistemas reacionais básicos para obtenção de ATP.
O primeiro sistema de reação para obter ATP foi o sistema de acumulação de bioenergia de desenvolvimento lento da evolução inicial (2 bilhões de anos): "doadores como moléculas de água + ADP + Pi + H^+ + $nH^+_{memb.space}$ = Formação de ATP + nH + O_2 e escassez de potenciais redox de membrana, sistema de linha de três estados, falta de regulamentações de utilização do aceitador de O_2".
O segundo sistema de reação para obtenção de ATP foi um sistema de acumulação de energia mais poderoso : "doadores (glicose, aminoácidos , ácidos graxos) + potenciais redox de membrana sistema de linha de três estados + aceitador como O_2 + ADP + Pi + H^+ + $nH^+_{memb .espaço}$ = (ATP + energia térmica) + H_2O + nH^+_{matriz} + CO_2" (Ambaga e Tumen- Ulzii , 2015).
Sem o segundo sistema de reação de obtenção de ATP como um sistema de acumulação de energia mais poderoso como "doadores (glicose, aminoácidos , ácidos graxos) + potenciais redox de membrana sistema de linha de três estados + aceitador como O_2 + ADP + Pi + H^+ + $nH^+_{membro.espaço}$ = (ATP + energia térmica) + H_2O + nH^+_{matriz} +CO_2" (Ambaga e Tumen- Ulzii , 2015), era impossível esperar pelo aparecimento do Reino Animal, incluindo Mamíferos, Aves, Amphibia , Peixes, Insecta e Vermes de acordo com a taxonomia superior de Linnaeus.
O surgimento de sistemas acumuladores de energia mais poderosos como "Doadores + potenciais redox de membrana sistema de linha de três estados + O_2 + ADP + Pi + H^+ + $nH^+_{memb.espaço}$ = (ATP + energia térmica) + H_2O +

$nH^{+}{}_{matriz} + CO_2$ "como uma forma mais aprimorada de bioenergia de desenvolvimento lento, acumulando regulamentos de evolução inicial vezes (2 bilhões de anos) na forma de "Doadores como moléculas de água + ADP + Pi + H^{+} + $nH^{+}{}_{memb.space}$ = Formação de ATP + nH + O_2 e a escassez de potenciais redox de membrana sistema de linha de três estados, falta de regulamentos de utilização de aceitadores de O_2 "tiveram desempenhado um papel mais importante na formação do Reino Animal, incluindo Mammalia , Aves , Amphibia , Pisces , Insecta , Vermes segundo a taxonomia superior de Linnaeus.

O aparecimento de sistemas de energia mitocondriais dentro dos potenciais redox de membrana sistema de linha de três estados do segundo sistema de reação de obtenção de ATP- "Doadores (glicose, aminoácidos , ácidos graxos) + potenciais redox de membrana sistema de linha de três estados + aceitador como O_2 + ADP + Pi + H^{+} + $nH^{+}{}_{espaço-membro}$ = (ATP + energia térmica) + H_2O + $nH^{+}{}_{matriz}$ + CO_2" (Ambaga e Tumen- Ulzii , 2015) como variantes melhoradas do antigo sistema de coleta de energia como "Doadores como moléculas de água + ADP + Pi + H^{+} + $nH^{+}{}_{memb.space}$ = A formação de ATP + nH + O_2 e a escassez de potenciais redox de membrana, sistema de linha de três estados, falta de regulamentos de utilização de aceitadores de O_2 " deram a possibilidade de desenvolver um Reino Animal, incluindo Mammalia , Aves , Amphibia , Pisces , Insecta , Vermes de acordo com a taxonomia superior de Linnaeus.

Como as cianobactérias proliferaram com o uso de "Doadores como moléculas de água + ADP + Pi + H^{+} + $nH^{+}{}_{memb.space}$ = Formação de ATP + nH + O_2 e escassez de potenciais redox de membrana sistema de linha de três estados, falta de regulamentos de utilização do aceitador de O_2 , primeiro o mundo começou a se encher de O_2 para consternação dos organismos que o consideraram venenoso, mas o aparecimento de sistemas acumuladores de energia mais poderosos como "Doadores (glicose, aminoácidos , ácidos graxos) + potenciais redox de membrana sistema de linha de três estados + aceitador como O_2 + ADP + Pi + H^{+} + $nH^{+}{}_{memb.space}$ = (ATP + energia térmica) + H_2O + $nH^{+}{}_{matriz}$ + CO_2 "" serviu como uma forma mais eficiente de produzir energia usando oxigênio e prevenindo os efeitos tóxicos do oxigênio.

Dessa forma, surgiu um tipo inteiramente novo de células: os "doadores + potenciais redox de membrana sistema de linha de três estados + O_2 + ADP + Pi + H^{+} + $nH^{+}{}_{memb.space}$ = (ATP + energia térmica) + H_2O + $nH^{+}{}_{matriz}$ + Sistemas de produção de ATP de energia bioenergética CO_2".

Antes do surgimento dos sistemas de bioenergia baseados em mitocôndrias, as moléculas de oxigênio eram inimigas no relacionamento com os sistemas biológicos, mas quando o mecanismo biológico baseado na evolução da utilização do oxigênio dentro da membrana redox potencializa sistemas de linha de três estados, pertencentes a "doadores (glicose, aminoácidos , e ácidos graxos) + potenciais redox de membrana sistema de linha de três estados + aceitador como O_2 + ADP + Pi + H^+ + $nH^+_{memb.space}$ = (ATP + energia térmica) + H_2O + nH^+_{matriz} + CO_2 "(Ambaga e Tumen- Ulzii , 2015), o oxigênio tornou-se um membro inseparável dos sistemas de bioenergia produtores de ATP.

Desta forma, durante dois mil milhões de anos, os organismos bacterianos foram as únicas formas de

Vida mundial arqueana, com os sistemas acumuladores de bioenergia de desenvolvimento lento dos primeiros tempos de evolução na forma de "doadores como moléculas de água + ADP + Pi + H^+ + $nH^+_{memb.space}$ = Formação de ATP + nH + O_2 e escassez de potenciais redox de membrana, sistema de linha de três estados, falta de regulamentos de utilização do aceitador de O_2.".

Eles viveram, reproduziram-se, mas não demonstraram nenhuma inclinação particular para passar para outro nível de existência mais desafiador (Bill Bryson, A Short

História de Quase Tudo) por causa do desenvolvimento lento da bioenergia-acumulando sistemas de evolução inicial na forma de "doadores como água moléculas + ADP + Pi + memb.space = ATP + nH + O2 potenciais na escassez de formação de formação e na escassez de potenciais redox de membrana, sistema de linha de três estados e na falta de regulamentos de utilização de aceitadores de O_2".

Além disso, uma das razões pelas quais a vida demorou tanto para se tornar complexa foi que o mundo teve de esperar até que os organismos mais simples tivessem oxigenado suficientemente a atmosfera.

Foram necessários cerca de dois mil milhões de anos, cerca de 40% da história da Terra, para que os níveis de oxigénio atingissem níveis de concentração mais ou menos modernos na atmosfera (Bill Bryson, A Short History of Quase Everything).

Deve-se dizer que o mecanismo biológico baseado na evolução dos sistemas de bioenergia de produção de oxigênio-ATP foi conectado a esses processos como uma mudança das regulações de acumulação de bioenergia lentamente desenvolvidas dos primeiros tempos de evolução na forma de "doadores como moléculas de água + ADP + Pi + H^+ + $nH^+_{memb.space}$ = formação de ATP + nH + O_2 e escassez de potenciais redox de membrana sistema de linha de três estados, falta de regulamentos de utilização do aceitador de O_2 "para sistemas acumuladores de energia mais poderosos como "doadores (glicose, aminoácidos , ácidos graxos) + potenciais redox de membrana sistema de linha de três estados + aceitador como O_2 + ADP + Pi + H^+ + $nH^+_{memb.space}$ = (ATP + energia térmica) + H_2O + nH + matriz + CO_2".

Por fim, os sistemas acumuladores de energia como "doadores (glicose, aminoácidos , ácidos graxos) + potenciais redox de membrana sistema de linha de três estados + aceitador como O_2 + ADP + Pi + H^+ + $nH^+_{memb.space}$ = (ATP + energia térmica) + H_2O + nH + matriz + CO_2 "desempenhou o papel de converter o oxigênio tóxico em oxigênio muito útil para qualquer forma de organismo como um membro muito importante da reação acima mencionada meio, e tornou-se impossível manter quaisquer formas de processos vitais sem oxigênio. As mitocôndrias, como um dos membros mais importantes de poderosos sistemas de acumulação de energia como "doadores (glicose, aminoácidos , ácidos graxos) + potenciais redox de membrana sistema de linha de três estados + aceitador como O_2 + ADP + Pi + H^+ + nH + memb .espaço = (ATP + energia térmica) + H_2O + nH + matriz + CO_2 "começou a manipular o oxigênio de uma forma que libera energia dos alimentos.

Sem esses sistemas de acumulação de energia baseados em mitocôndrias como "doadores (glicose, aminoácidos , ácidos graxos) + potenciais redox de membrana sistema de linha de três estados + aceitador como O_2 + ADP + Pi + H^+ + $nH^+_{memb.space}$ = (ATP + energia térmica) + H_2O + nH + matriz + CO_2 ", a vida na Terra hoje nada mais seria do que um lodo de simples micróbios.

O aparecimento de sistemas acumuladores de energia mais poderosos como "Doadores + potenciais redox de membrana sistema de linha de três estados + O_2 + ADP + Pi + H^+ + $nH^+_{memb.space}$ = (ATP + energia térmica) + H_2O + nH + matriz + CO_2 "seguindo pelo antigo sistema de coleta de energia como" Doadores como moléculas de água + ADP + Pi + H^+ + $nH^+_{memb.space}$ = ATP + nH + O_2 formação e a escassez de potenciais redox de membrana sistema de linha de três estados, falta de regulamentos de utilização do aceitador de O_2 e formação de 4 compartimentos do corpo (Ambaga e Tumen- Ulzii , 2015) foram desempenhou um papel mais importante no desenvolvimento baseado na evolução do Reino Animal, incluindo Mammalia , Aves , Amphibia, Pisces, Insecta , Vermes de acordo com a taxonomia superior de Linnaeus.

Postulamos que o mecanismo biológico de desenvolvimento do Reino Animal baseado na evolução estava conectado a esses processos como uma mudança nas regulações de acumulação de bioenergia de desenvolvimento lento dos primeiros tempos de evolução na forma de ADP + Pi + H^+ + nH +

memb .espaço e a falta de potenciais redox de membrana em um sistema de linha de três estados e a falta de aceitador de O_2 para mais
poderosos sistemas acumuladores de energia como "Doadores + potenciais redox de membrana em um sistema de linha de três estados + O_2 + ADP + Pi + H^+ + nH + memb.space = (ATP + energia térmica) + H_2O + nH + matriz + CO_2" e a formação de 4 compartimentos do corpo (Ambaga e Tumen-Ulzii , 2015).
A mudança baseada na evolução de uma célula para o organismo inteiro foi acompanhada pela conversão das primeiras regulações bioenergéticas lentamente desenvolvidas como "Doadores como moléculas de água + ADP + Pi + H^+ + $nH^+_{memb.space}$ = Formação de ATP + nH + O_2 e escassez de potenciais redox de membrana sistema de linha de três estados, falta de regulamentações de utilização de aceitadores de O_2 "para sistemas acumuladores de energia mais poderosos como "Doadores (glicose, aminoácidos , ácidos graxos) + potenciais redox de membrana sistema de linha de três estados + aceitador como O_2 + ADP + Pi + H^+ + $nH^+_{memb.space}$ = (ATP + energia térmica) + H_2O + nH + matriz + CO_2" (Ambaga e Tumen-Ulzii , 2015), o que deu às células vivas a possibilidade de desenvolver o Reino Animal, incluindo Mammalia , Aves , Amphibia , Peixes , Insecta , Vermes segundo a taxonomia superior de Linnaeus.
O desenvolvimento normal dos eucarya , como animais e vertebrados, requer a entrega constante de moléculas de alimento doador e moléculas de oxigênio aos "doadores + potenciais redox de membrana sistema de linha de três estados + O_2 + ADP + Pi + H^+ + nH + espaço da membrana = (ATP + energia térmica) + H_2O + nH + matriz + CO_2" (Ambaga e Tumen- Ulzii , 2015).
A formação de sistemas de alimentação como órgãos gastrointestinais no Reino Animal, incluindo Mammalia, Aves, Amphibia, Pisces, Insecta e Vermes, de acordo com a taxonomia superior de Linnaeus, foram condicionados por requisitos biológicos para entrega constante de moléculas de alimento doador ao meio de "doadores + potenciais redox de membrana sistema de linha de três estados + O_2
+ ADP + Pi + H^+ + nH + memb.space = (ATP + energia térmica) + H_2O + nH + matriz + CO_2".
Além disso, entrega constante de moléculas de O_2 ao meio de "Doadores + potenciais redox de membrana sistema de linha de três estados + O_2 + ADP + Pi + H^+ + nH + memb.space = (ATP + energia térmica) + H_2O + nH + matriz + CO_2" resultou na formação de sistemas receptores de oxigênio como órgãos respiratórios no Reino Animal em desenvolvimento, incluindo

Mammalia , Aves, Amphibia , Pisces , Insecta e Vermes, de acordo com a taxonomia superior de Linnaeus. Além da entrega constante de moléculas de alimentos doadores e moléculas de O_2 para médiuns de "Doadores + potenciais redox de membrana sistema de linha de três estados + O_2 + ADP + Pi + H + nH $_{memb.space}$ = (ATP + energia térmica) + H_2O + nH $_{matriz}$ Os sistemas + CO_2 "existiam em 14 trilhões de células, a base das moléculas doadoras de alimentos e do sistema de transporte de moléculas de O_2 como órgãos cardiovasculares no Reino Animal, incluindo Mamíferos, Aves, Anfíbios, Peixes, Insecta e Vermes de acordo com a taxonomia superior de Linnaeus.

Formação de prótons livres e produtos tóxicos de nitrogênio no sistema de linha de três estados de potenciais redox de membrana, incluindo "Doadores + sistema de linha de três estados de potenciais redox de membrana + O_2 + ADP + Pi + H^+ + $nH^+_{memb.space}$ = (ATP + energia térmica) + H_2O + nH + matriz + CO_2 "existiam sistemas em 14 trilhões de células, o que levou à formação de sistemas de regulação ácido-base e compostos de nitrogênio tóxicos eliminando órgãos do sistema renal no Reino Animal, incluindo Mamíferos, Aves, Anfíbios, Peixes, Insecta e Vermes de acordo com a taxonomia superior de Linnaeus.

A formação de sistemas e órgãos endócrinos no Reino Animal, incluindo Mamíferos, Aves, Anfíbios, Peixes, Insecta e Vermes, de acordo com a taxonomia superior de Linnaeus, foram condicionados por fatores biológicos. requisitos para a regulação da intensidade normal da condutância de prótons e elétrons dentro do sistema de linha de três estados "doadores + potenciais redox de membrana + O_2 + ADP + Pi + H^+ + $nH^+_{memb.space}$ = (ATP + energia térmica) + H_2O + nH + matriz + CO_2 ", sistemas que existiam em 14 trilhões de células.

A necessidade biológica de encontrar moléculas doadoras como alimentos de fora do meio ambiente e seu transporte para o "Doadores + potenciais redox de membrana sistema de linha de três estados + O_2 + ADP + Pi + H^+ + $nH^+_{memb.space}$ = (ATP + energia térmica) + H_2O + $nH^+_{espaço\ memb.}$ + CO_2 pelos sistemas que "os sistemas existentes em 14 trilhões de células foram condicionados à formação de órgãos dos sentidos e sistemas músculo-esqueléticos no Reino Animal, incluindo Mammalia, Aves, Amphibia, Pisces, Insecta , e Vermes, de acordo com a taxonomia superior de Linnaeus .

8.21. A ligação de bioevolução entre os dois sistemas básicos de reação metabólica dependente de elétrons e prótons para obtenção de ATP

Devido à ligação de bioevolução que existiu entre os dois electrões básicos, um sistema de reacção metabólica dependente de protões para a obtenção de ATP durante os últimos 4 mil milhões de anos foi formado e desenvolvido num processo vivo no nosso planeta.

No período inicial de 4 bilhões de anos de desenvolvimento da bioevolução , o primeiro sistema de reação para obtenção de ATP na forma de um sistema de acumulação de bioenergia de desenvolvimento lento (2 bilhões de anos atrás) "moléculas doadoras como moléculas de água + ADP + Pi + H^{++} $nH^{+}_{memb.espaço}$ = Formação de ATP + nH + O_2 com escassez de potenciais redox de membrana no sistema de linha de três estados e com falta de regulamentações de utilização do aceitador de O_2".

No último período de 4 bilhões de anos de desenvolvimento da bioevolução , o segundo sistema de reação para obtenção de ATP na forma de sistemas acumuladores de energia mais poderosos como "moléculas doadoras (glicose, aminoácidos , ácidos graxos)

+ potenciais redox de membrana sistema de linha de três estados + aceitador como O_2 + ADP + Pi + H + $nH_{membro.espaço}$ = (ATP + energia térmica) + H_2O + nH_{matriz} + CO_2" (Ambaga e Tumen- Ulzii , 2015).

Sem o primeiro sistema de reação dependente de elétrons e prótons para obtenção de ATP como "moléculas doadoras como moléculas de água + ADP + Pi + H^{+} + $nH^{+}_{membro.espaço}$ = Formação de ATP + nH + O_2 com escassez de potenciais redox de membrana sistema de linha de três estados, falta de regulamentações de utilização de aceitadores de O_2", era impossível esperar pelo aparecimento do segundo sistema acumulador de energia mais poderoso como "doadores (glicose, aminoácidos , ácidos graxos) + potenciais redox de membrana sistema de linha de três estados + aceitador como O_2 + ADP + Pi + H^{+} + nH + memb.space = (ATP + energia térmica) + H_2O + nH + matriz + CO2".

Os dois sistemas de reação metabólica dependentes de elétrons e prótons para obtenção de ATP têm desempenhado um papel mais importante na garantia de um fornecimento constante de energia para gerar e manter a ordem biológica que os mantém vivos.

dependente de prótons para ATP, dependendo do tipo de elétron - e do sistema de reação metabólica dependente de prótons para obtenção de ATP, todas as células obtêm energia de várias moléculas orgânicas; essa energia é derivada da energia da ligação química em moléculas orgânicas para produzir ATP.

Uma é uma forma inicial de obtenção de ATP; NADPH é uma reação luminosa na fotossíntese oxigenada.

No caso dos sistemas fotossintéticos baseados em clorofila, como forma inicial de obtenção de ATP e NADPH, o papel dos doadores de prótons e elétrons foi desempenhado pelas moléculas de água.

Mas no caso de bactérias verdes, bactérias roxas, heliobactérias e acidobactérias , os doadores de elétrons fotossintéticos são H_2 , H_2S e matéria orgânica.
Os eucariotos fotossintéticos e as cianobactérias realizam a fotossíntese oxigenada, assim chamada porque o oxigênio é gerado e liberado no meio ambiente quando a energia luminosa é convertida em energia química.
Seria mais interessante estabelecer a ligação de bioevolução entre os dois sistemas básicos de reação metabólica dependente de elétron-próton de obtenção de ATP, ou seja, a primeira reação como moléculas doadoras como moléculas de água + ADP + Pi + H+ + $nH^+_{memb.space}$ = Formação de ATP + nH + O_2 com escassez de potenciais redox de membrana sistema de linha de três estados e falta de regulamentos de utilização de aceitadores de O_2 e a segunda reação como "moléculas doadoras (glicose, aminoácidos , ácidos graxos) + potenciais redox de membrana linha de três estados sistema + aceitador como O_2 + ADP + Pi + H^+ + $nH^+_{memb.space}$ = (ATP + energia térmica) + H_2O + $nH^+_{espaço\ memb.}$ + CO_2" (Ambaga e Tumen- Ulzii , 2015).
Estamos propondo o surgimento do primeiro sistema de reação metabólica dependente de prótons de elétrons para obtenção de ATP no estágio inicial de evolução e desenvolvimento de células vivas como "moléculas doadoras como moléculas de água + ADP + Pi + H^+ + $nH^+_{memb.space}$ = A formação de ATP + nH + O_2 e a escassez de potenciais redox de membrana no sistema de linha de três estados, a falta de regulamentações de utilização do aceitador de O_2 foram eventos mais significativos na formação irreversível de processos de vida em nosso planeta.
Além disso, o aparecimento de sistemas de acumulação de segunda energia mais poderosos como "moléculas doadoras + potenciais redox de membrana sistema de linha de três estados + O_2 + ADP + Pi + H^+ + $nH^+_{memb.space}$ = (ATP + energia térmica) + H_2O + nH^+_{matriz} + CO_2 " foi seguido pela presença de "moléculas doadoras como moléculas de água + ADP + Pi + H^+ + $nH^+_{memb.space}$ = Formação de ATP + nH + O_2 com escassez de potenciais redox de membrana, sistema de linha de três estados, falta de sistema de regulação de utilização do aceitador de O_2.
Mais três questões intrigantes foram levantadas neste contexto:
A primeira questão é quais moléculas foram condicionadas pela ligação entre reações metabólicas dependentes de elétrons e prótons.
A segunda questão é: qual parte do primeiro sistema de reação metabólica dependente de elétrons e prótons para obtenção de ATP gerou essas moléculas de ligação?
A terceira questão é: qual parte do segundo sistema de reação metabólica

dependente de elétrons e prótons para obtenção de ATP utiliza essas moléculas de ligação e qual é o significado biológico desses processos?
O oxigênio molecular foi formado no meio de reação, localizado no sistema como "moléculas doadoras como moléculas de água + ADP + Pi + H^+ + $nH^+_{memb.space}$ = Formação de ATP + nH + O_2 com escassez de potenciais redox de membrana no sistema de linha de três estados e com falta de regulamentações de utilização do aceitador de O_2.
Moléculas de oxigênio, geradas nesta parte do meio de reação, localizadas no sistema como "moléculas doadoras como moléculas de água + ADP + Pi + H^+ + $nH^+_{memb.space}$ = A formação de ATP + nH + O_2 com escassez de potenciais redox de membrana, sistema de linha de três estados e falta de regulamentações de utilização de aceitadores de O_2 têm desempenhado o papel de moléculas de ligação entre duas reações metabólicas dependentes de elétrons e prótons.
As moléculas de ligação como oxigênio molecular têm sido utilizadas no sistema de linha de três estados do potencial redox da membrana, localizado no segundo sistema de reação metabólica dependente de elétrons, dependente de prótons, de obtenção de ATP para formação de moléculas metabólicas de água, condicionando o fluxo contínuo de prótons e elétron através deste sistema.
Oxigênio molecular , gerado no meio de reação, localizado no sistema como "moléculas doadoras como moléculas de água + ADP + Pi + H^+ + $nH^+_{memb.space}$ = Formação de ATP + nH + O_2 com escassez de potenciais redox de membrana sistema de linha de três estados e falta de regulamentos de utilização de aceitadores de O_2 foram transferidos para meio de reação metabólica localizado no sistema como "moléculas doadoras (glicose, aminoácidos , ácidos graxos) + potenciais redox de membrana sistema de linha de três estados + aceitador como O_2 + ADP + Pi + H^+ + $nH^+_{memb.space}$ = (ATP + energia térmica) + H_2O + nH^+_{matriz} + CO_2" (Ambaga e Tumen-Ulzii , 2015) durante a respiração.
Depois de transferir oxigênio para o meio de reação metabólica como "moléculas doadoras (glicose, aminoácidos , ácidos graxos) + potenciais redox de membrana sistema de linha de três estados + aceitador como O_2 + ADP + Pi + H^+ + $nH^+_{memb.space}$ = (ATP + energia térmica) + H_2O + nH^+_{matriz} + CO_2", processos como a protonação do oxigênio por prótons livres liberados pelas moléculas dos doadores de alimentos, levando à formação de água metabólica, ou seja, oxidação dos prótons livres liberados pelas moléculas dos doadores de alimentos.
Um processo vivo no nosso planeta foi formado e desenvolvido com base na

ligação bioevolutiva formada entre os dois sistemas básicos de reacção metabólica dependentes de electrões e protões para a obtenção de ATP durante os últimos 4 mil milhões de anos de evolução.

O primeiro sistema de reação para obter ATP foi o sistema de acumulação de bioenergia de desenvolvimento lento da evolução inicial (2 bilhões de anos atrás): "moléculas doadoras como moléculas de água + ADP + Pi + H^+ + $nH^+_{memb.space}$ = Formação de ATP + nH + O_2 com escassez de potenciais redox de membrana, sistema de linha de três estados e falta de regulamentações de utilização do aceitador de O_2" foi formada no período inicial de 4 bilhões de anos de desenvolvimento da bioevolução .

O segundo sistema de reação para obtenção de ATP foi um sistema de acumulação de energia mais poderoso como "moléculas doadoras (glicose, aminoácidos , ácidos graxos) + potenciais redox de membrana sistema de linha de três estados + aceitador como O_2 + ADP + Pi + H^+ + $nH^+_{membro.espaço}$ = (ATP + energia térmica) + H_2O + nH^+_{matriz} + CO_2" (Ambaga e Tumen-Ulzii , 2015), que se formou durante o último período de 4 bilhões de anos de desenvolvimento da bioevolução .

Sem o primeiro elétron , sistema de reação dependente de prótons de obtenção de ATP como "moléculas doadoras como moléculas de água + ADP + Pi + H^+ + $nH^+_{memb.space}$ = Formação de ATP + nH + O_2 com escassez de potenciais redox de membrana, sistema de linha de três estados e falta de regulamentações de utilização de aceitadores de O_2", era impossível esperar pelo aparecimento de segundos sistemas acumuladores de energia mais poderosos como "doadores (glicose, aminoácidos , ácidos graxos) + potenciais redox de membrana sistema de linha de três estados + aceitador como O_2 + ADP + Pi + H^+ + $nH^+_{memb.space}$ = (ATP + energia térmica) + H_2O + nH^+_{matriz} + CO_2".

8.22. O tamanho do genoma e os dois sistemas básicos de reação metabólica dependente de elétrons e prótons para obtenção de ATP

Propusemos que, devido à ligação de bioevolução que existia entre os dois elétrons básicos, um sistema de reação metabólica dependente de prótons para obtenção de ATP durante os últimos 4 bilhões de anos foi formado e desenvolvido, condicionando as várias capacidades de aumentos de ATP baseados em ATP. tamanho do genoma no gene humano, no genoma de Archea e no genoma de Bacteria.

Estamos desenvolvendo a ideia de que a dificuldade baseada na evolução é a limitação da expansão no número de genes por causa dos sistemas de desenvolvimento lento de ADP + Pi + H^+ + $nH^+_{memb.space}$ e dos potenciais redox de membrana insuficientes de três estados. O sistema de linhas no caso dos procariontes foi resolvido pelo aparecimento de poderosos sistemas de distribuição de energia como "Doadores + potenciais redox de membrana sistema de linha de três estados + O_2 + ADP + Pi + H^+ + $nH^+_{memb.space}$ = (ATP + energia térmica) + H_2O + nH^+_{matriz} + CO_2" (Ambaga e Tumen-Ulzii , 2015), condicionando a alta capacidade de aumento do tamanho do genoma baseado em ATP. O processo de endossimbiose foi uma das pré-condições favoráveis para o desenvolvimento de poderosos sistemas de distribuição de energia como "doadores + potenciais redox de membrana sistema de linha de três estados + O_2 + ADP + Pi + H^+ + $nH^+_{memb.space}$ = (ATP + energia térmica) + H_2O + nH^+_{matriz} + CO_2"(Ambaga e Tumen-Ulzii , 2015) e as membranas bioenergéticas altamente organizadas, seguidas pela distribuição de DNA baseada em mitocôndrias.

Pode-se dizer que durante a evolução e desenvolvimento das células vivas, a mudança de uma célula para multicélulas foi acompanhada pela melhoria do seu sistema metabólico, já que os primeiros sistemas de desenvolvimento lento como ADP + Pi + H^+ + nH+memb.space tiveram convertido em poderosos sistemas de fornecimento de energia como "doadores + potenciais redox de membrana sistema de linha de três estados + O_2 + ADP + Pi + H^+ + $nH^+_{memb.space}$ = (ATP + energia térmica) + H_2O + nH^+_{matriz} + CO_2"(Ambaga e Tumen- Ulzii , 2015) com alta capacidade de aumento do tamanho do genoma baseado em ATP.

No período inicial de 4 bilhões de anos de desenvolvimento da bioevolução , o primeiro sistema de reação para obtenção de ATP na forma de um sistema de acumulação de bioenergia de desenvolvimento lento (2 bilhões de anos atrás) "Moléculas doadoras + ADP + Pi + H^+ + $nH^+_{memb.espaço}$ = Formação de ATP + nH + O_2 com escassez de potenciais redox de membrana sistema de linha de três estados no exemplo de E. coli com tamanho de genoma relativamente pequeno como 4,6 Mb e pequeno número de genes como 4.288, tamanho de gene pequeno como 700 pb.

No último período de 4 bilhões de anos de desenvolvimento da bioevolução , o segundo sistema de reação para obtenção de ATP na forma de energia mais poderosa-

acumulando sistemas como "moléculas doadoras (glicose, aminoácidos , ácidos graxos) + potenciais redox de membrana sistema de linha de três estados + aceitador como O_2 + ADP + Pi $^{+H+nH}$ $_{memb.espaço}$ = (ATP + energia térmica) + H_2O + nH^+_{matriz} + CO_2"(Ambaga e Tumen- Ulzii , 2015), o que levou a um grande tamanho de genoma de 3,2 GB, um número máximo de genes de 20.000 e um grande tamanho médio de gene de 27.000 pb no exemplo humano.

Deve-se dizer que o mecanismo biológico baseado na evolução de várias capacidades de aumento do tamanho do genoma baseado em ATP tem sido conectado a esses processos como uma mudança nas regulamentações de acumulação de bioenergia de desenvolvimento lento dos primeiros tempos de evolução na forma de doadores + ADP + Pi + H^+ + $nH^+_{espaço\text{-}membro}$ = Formação de ATP + nH + O_2 e escassez de potenciais redox de membrana sistema de linha de três estados para sistemas acumuladores de energia mais poderosos como "doadores (glicose, aminoácidos , ácidos graxos) + potenciais redox de membrana sistema de linha de três estados + aceitador como O_2 + ADP + Pi + H^+ + $nH^+_{memb.space}$ = (ATP + energia térmica) + H_2O + nH^+_{matriz} +CO2 ".

O aparecimento de sistemas de energia mitocondriais na forma de "doadores (glicose, aminoácidos , ácidos graxos) + potenciais redox de membrana sistema de linha de três estados + aceitador como O_2 + ADP + Pi + H^+ + $nH^+_{memb.space}$ = (ATP + energia térmica) + H_2O + nH^+_{matriz} + CO_2 "(Ambaga e Tumen- Ulzii , 2015) deu aos organismos a possibilidade de conduzir as funções biológicas baseadas na evolução do aumento do tamanho do genoma baseado em ATP.

À medida que as cianobactérias proliferaram, o mundo começou a se encher de O_2 , e o aparecimento de sistemas acumuladores de energia mais poderosos como "doadores (glicose, aminoácidos , ácidos graxos) + potenciais redox de membrana sistema de linha de três estados + aceitador como O_2 + ADP + Pi + H^+ + $nH^+_{espaço\text{-}membro}$ = (ATP + energia térmica)

(Onde convergem comendo comida e inalando oxigênio)

+ H_2O + nH^+_{matriz} + CO_2 "" serviu como uma forma mais eficiente de formar um aumento mais poderoso no tamanho do genoma baseado em ATP.

Dessa forma, surgiu um tipo inteiramente novo de célula, conhecido como eucarioto com sistemas contendo os "doadores + potenciais redox de membrana sistema de linha de três estados + O_2 + ADP + Pi + H^+ + $nH^+_{memb.space}$ = (ATP + energia térmica) + H_2O + nH^+_{matriz} + CO_2 "com alta capacidade de aumento do tamanho do genoma baseado em ATP.

Seria interessante ver que forças baseadas na bioevolução condicionaram o grande tamanho do genoma, muitos genes e o grande tamanho médio dos genes no organismo humano.

A célula eucariótica surgiu de procariontes apenas uma vez em quatro bilhões de anos.

Mas os procariontes não mostram tendência a desenvolver maior complexidade; por esta razão, os potenciais bioenergéticos do genoma da célula procariótica não foram suficientes para determinar o aumento do tamanho do genoma baseado em ATP.

Esta explicação demonstrou que os procariontes não tinham potenciais bioenergéticos tão poderosos quanto os potenciais redox de membrana dependentes do sistema de linha de três estados , ciclo completo de 9 etapas de condutância de prótons.

De "Doadores + potenciais redox de membrana sistema de linha de três estados + O_2 + ADP + Pi + H^+ + $nH^+_{memb.space}$ = (ATP + energia térmica) + H_2O + nH^+_{matriz} + CO_2 "(Ambaga e Tumen- Ulzii , 2015), membros da equação, os procariontes tinham apenas os sistemas de desenvolvimento lento como ADP + Pi + H^+ + $nH^+_{memb.space}$ mas não o sistema de linha de três estados dos potenciais redox de membrana.

Esta dificuldade baseada na evolução foi resolvida pelo fato de que a endossimbiose que deu origem às mitocôndrias reestruturou a distribuição do DNA em relação às membranas bioenergéticas, que têm sido alimentadas por sistemas poderosos como "doadores + potenciais redox de membrana sistema de linha de três estados". + O_2 + ADP + Pi + H^+ + $nH^+_{memb.espaço}$ = (ATP + energia térmica) + H_2O
+ nH^+_{matriz} + CO_2 " (Ambaga e Tumen- Ulzii , 2015), condicionando a capacidade mais poderosa de aumento do tamanho do genoma baseado em ATP.

Durante dois bilhões de anos, os organismos bacterianos foram as únicas formas de vida no mundo arqueano com um nível limitado de aumento no tamanho do genoma baseado em ATP, os sistemas acumuladores de bioenergia de desenvolvimento lento da evolução inicial na forma de "doadores + ADP + Pi + H^+ + $nH^+_{espaço\text{-}membro}$ = Formação de ATP + nH + O_2 e escassez de potenciais redox de membrana em um sistema de linha de três estados.".

Deve-se dizer que o mecanismo biológico baseado na evolução do aumento do tamanho do genoma baseado em ATP tem sido conectado a esses processos como uma mudança das regulamentações de acumulação de bioenergia de desenvolvimento lento dos primeiros tempos de evolução na forma de "doadores como moléculas de água + ADP + Pi + H^+ + $nH^+_{espaço\text{-}membro}$ = formação de ATP + nH + O_2 e escassez de potenciais redox de membrana sistema de linha de três estados"para sistemas acumuladores de energia mais poderosos como" doadores (glicose, aminoácidos , ácidos graxos) + potenciais redox de membrana sistema de linha de três estados + aceitador como O_2 + ADP + Pi + H^+ + $nH^+_{memb.espaço}$ = (ATP + energia térmica) + H_2O + nH^+_{matriz} +CO2 ".

Seria mais interessante estabelecer a relação entre a formação de potenciais redox de membrana em um ciclo completo de 9 etapas de condutância de prótons, dependente do sistema de linha de três estados, e o aparecimento do mecanismo biológico baseado na evolução do aumento baseado em ATP. no tamanho do genoma.

Pode-se dizer que o primeiro sistema de reação dependente de elétrons e prótons de obtenção de ATP como "moléculas doadoras + ADP + Pi + H^+ + $nH^+_{memb.space}$ = ATP + nH + O_2 formação com escassez de potenciais redox de membrana três O sistema de linha de estado deu a possibilidade de funcionar com um número concreto de cromossomos, tamanho concreto do gene, número concreto de genes, estruturas genéticas circulares em Archea e Bactérias.

Enquanto isso, o aparecimento de segundos sistemas acumuladores de energia mais poderosos como "doadores (glicose, aminoácidos , ácidos graxos) + potenciais redox de membrana sistema de linha de três estados + aceitador como O_2 + ADP + Pi + H^+ + $nH^+_{memb.\ espaço}$ = (ATP + energia térmica) + H_2O + nH^+_{matriz} + CO_2"condicionou o aumento no tamanho do gene, número de genes e estruturas genéticas lineares em organismos humanos em comparação com o genoma de Archea e o genoma de Bacteria.

Propomos que a transferência do primeiro elétron, sistema de reação dependente de próton para obtenção de ATPas "Moléculas doadoras + ADP + Pi + H^+ + $nH^+_{memb.space}$ = Formação de ATP + nH + O_2 com escassez de potenciais redox de membrana sistema de linha de três estados para segundos sistemas acumuladores de energia mais poderosos como "Doadores (glicose, aminoácidos , ácidos graxos) + potenciais redox de membrana sistema de linha de três estados + aceitador como O_2 + ADP + Pi + H^+ + $nH^+_{memb.espaço}$ = (ATP + energia térmica) + H_2O + nH^+_{matriz} + CO_2"foram forças baseadas na bioevolução , condicionando o aumento do tamanho do gene, número de genes e aparecimento de estruturas genéticas lineares no organismo humano em comparação ao genoma de Archea e ao genoma de bactérias.

Chegamos à conclusão de que o pequeno tamanho do genoma de 4,6 MB e o pequeno número de genes de 4.288, conforme determinado no genoma de Archea e no genoma de Bacteria, foram comparados com o primeiro sistema de reação dependente de elétrons de obtenção de ATP como "moléculas doadoras". + ADP + Pi + H^+ + $nH^+_{memb.espaço}$ = Formação de ATP + nH + O_2 com escassez de potenciais redox de membrana sistema de linha de três estados.

Enquanto isso, o grande tamanho do genoma de 3,2 GB, o grande número de genes de 20.000 e o grande tamanho médio do gene de 27.000 pb revelado no genoma humano foram comparados com o segundo sistema de acumulação de energia mais poderoso como "doadores (glicose, aminoácidos , e ácidos graxos) + potenciais redox de membrana sistema de linha de três estados + aceitador como O_2 + ADP + Pi + H^+ + nH+memb.space = (ATP + energia térmica) + H_2O + nH + matriz + CO_2".

Durante dois bilhões de anos, os organismos bacterianos foram as únicas formas de vida no mundo arqueano com um nível lento de aumento no tamanho do genoma baseado em ATP e os sistemas acumuladores de bioenergia de desenvolvimento lento dos primeiros tempos de evolução na forma de "doadores como moléculas de água + ADP + Pi + H^+ + $nH^+{}_{\text{espaço-membro}}$ = ATP + nH + $O_{2\text{ potenciais de três estados em uma formação}}$ e a escassez de potenciais redox de membrana no sistema de linha de três estados.".

Eles viveram, eles se reproduziram, mas não mostraram nenhuma inclinação particular para passar para outro nível de existência mais desafiador (Bill Bryson, A Short History of Quase Everything) por causa do lento nível de aumento do tamanho do genoma baseado em ATP. e os sistemas acumuladores de bioenergia de desenvolvimento lento dos primeiros tempos de evolução na forma de "doadores como moléculas de água + ADP + Pi + H^+ + $nH^+{}_{\text{memb.espaço}}$ = Formação de ATP + nH + O_2 e escassez de potenciais redox de membrana no sistema de linha de três estados.".

Além disso , uma das razões pelas quais a vida demorou tanto para se tornar complexa foi que o mundo teve de esperar até que os organismos mais simples tivessem oxigenado suficientemente a atmosfera, o que desempenhou o papel de desenvolver um aumento no tamanho do genoma baseado em ATP. Deve-se dizer que o mecanismo biológico baseado na evolução do aumento do tamanho do genoma baseado em ATP tem sido conectado a esses processos como uma mudança das regulamentações de acumulação de bioenergia de desenvolvimento lento dos primeiros tempos de evolução na forma de "doadores como moléculas de água + ADP + Pi + H^+ + $nH^+{}_{\text{espaço-membro}}$ = Formação de ATP + nH + O_2 e escassez de potenciais redox de membrana sistema de linha de três estados"para sistemas acumuladores de energia mais poderosos como" doadores (glicose, aminoácidos , ácidos graxos) + potenciais redox de membrana linha de três estados
sistema + aceitador como O_2 + ADP + Pi + H^+ + $nH^+{}_{\text{memb.space}}$ = (ATP + energia térmica) + H_2O + $nH^+{}_{\text{matriz}}$ + CO_2".

À medida que as cianobactérias proliferaram, o mundo começou a se encher de O_2 , e o aparecimento de sistemas acumuladores de energia mais poderosos como "doadores (glicose, aminoácidos , ácidos graxos) + potenciais redox de membrana sistema de linha de três estados + aceitador como O_2 + ADP + Pi + H^+ + $nH^+{}_{\text{memb.espaço}}$ = (ATP + energia térmica) + H_2

$O + nH^{+}_{matriz} + CO_2$" serviu como uma forma mais eficiente de produzir energia usando oxigênio e garantindo o aumento do tamanho do genoma baseado em ATP.
Os sistemas acumuladores de energia como "doadores (glicose, aminoácidos , ácidos graxos) + potenciais redox de membrana sistema de linha de três estados + aceitador como $O_2 + ADP + Pi + H^{+} + nH^{+}_{memb.space} = (ATP +$ energia térmica) $+ H_2O + nH +$ matriz $+ CO_2$"desempenhou um papel no aumento do tamanho do genoma baseado em ATP.
Dessa forma, surgiu um tipo inteiramente novo de célula, conhecido como eucarioto, com sistemas contendo os "doadores (glicose, aminoácidos e ácidos graxos) + potenciais redox de membrana, sistema de linha de três estados + aceitador como $O_2 + ADP + Pi + H^{+} + nH^{+}_{membro.espaço} = (ATP +$ energia térmica) $+ H_2O + nH +$ matriz $+ CO_2$"condicionando o aumento do tamanho do genoma baseado em ATP.
Sem esses sistemas de acumulação de energia baseados em mitocôndrias como "doadores (glicose, aminoácidos , ácidos graxos) + potenciais redox de membrana sistema de linha de três estados + aceitador como $O_2 + ADP + Pi + H^{+} + nH^{+}_{memb.space} = (ATP +$ energia térmica) $+ H_2O + nH +$ matriz $+ CO_2$", a vida na Terra hoje nada mais seria do que uma lama de micróbios simples devido à escassez de aumento do tamanho do genoma baseado em ATP .
A célula eucariótica surgiu de procariontes apenas uma vez em quatro bilhões de anos.
resolverMas os procariontes não mostram tendência a evoluir em grecomplexidade ; quarenta pela razão, e o potencial bioenergético da As teses para o genoma das células procarióticas não foram suficientes para resolver este problema (*Nick Lane, William Martin , 2010)* .
sistema de linha de três estados dependente do ciclo completo de nove etapas de condutância de prótons.
Sem os poderosos sistemas de distribuição de energia, já que os potenciais redox de membrana são dependentes do sistema de linha de três estados, o ciclo completo de nove etapas da condutância de prótons é impossível porque a biossíntese de bases purinas e pirimidinas é realizada com a participação de quantidade suficiente de moléculas de ATP, que se formaram no sexto estágio deste ciclo.
As purinas são sintetizadas biologicamente como nucleotídeos específicos e, em particular, como ribotídeos . Uma etapa regulatória chave é a produção de 5-fosfo-aD-ribosil 1-pirofosfato (PRPP) pela ribose fosfato pirofosfoquinase.
A primeira etapa comprometida é a reação de PRPP, glutamina e água a 5'

fosforibosil lamina (PRA), glutamato e pirofosfato, catalisada pela amidofosforibosiltransferase , que é ativada pelo PRPP.

PRA + Glicina + ATP GAR + ADP + Pi

GAR + fTHF fGAR + THF

fGAR + L-Glutamina + ATP fGAM + L-Glutamato + ADP + Pi

fGAM + ATP AR + ADP + Pi + H_2O

CAIR + L-Aspartato + ATP SAICAR + ADP + Pi

Estamos desenvolvendo a ideia de que a dificuldade baseada na evolução é a limitação da expansão no número de genes devido ao desenvolvimento lento de sistemas de ADP + Pi + H^+ + $nH^+_{memb.espaço}$ e o sistema de linha de três estados com potenciais redox de membrana insuficientes . A falta de sistemas de utilização de aceitadores de O_2 no caso dos procariontes foi decidida pelo aparecimento de poderosos sistemas de distribuição de energia como "Doadores + potenciais redox de membrana sistema de linha de três estados + O_2 + ADP + Pi + H^+ + $nH^+_{memb.espaço}$ = (ATP + energia térmica) + H_2O + nH^+_{matriz} + CO_2" (Ambaga e Tumen- Ulzii , 2015).

O processo de endossimbiose foi uma das pré-condições favoráveis para o desenvolvimento de sistemas poderosos de distribuição de energia, como o sistema de linha de três estados "doadores + potenciais redox de membrana + O_2 + ADP + Pi + H^+ + $nH^+_{memb.space}$ = (ATP + energia térmica) + H_2O + nH + matriz + CO_2 "(Ambaga e Tumen- Ulzii , 2015) e as membranas bioenergéticas altamente organizadas, seguidas pela distribuição de DNA baseada em mitocôndrias.

Estamos propondo que o aparecimento do primeiro sistema de reação metabólica dependente de elétrons e prótons para obtenção de ATP no estágio inicial da evolução e desenvolvimento de células vivas como "moléculas doadoras como moléculas de água + ADP + Pi + H^+ + $nH^+_{membro.espaço}$ = A formação de ATP + nH + O_2 e a escassez de potenciais redox de membrana no sistema de linha de três estados foram eventos mais significativos na formação irreversível de processos vitais devido ao aumento no tamanho do genoma baseado em ATP.

Oxigênio molecular, gerado no meio de reação localizado no sistema como "moléculas doadoras como moléculas de água + ADP + Pi + H^+ + $nH^+_{memb.space}$ = Formação de ATP + nH + O_2 com escassez de potenciais redox de membrana sistema de linha de três estados e falta de regulamentos de utilização de aceitadores de O_2 foram transferidos para meio de reação metabólica localizado no sistema como "moléculas doadoras (glicose, aminoácidos , ácidos graxos) + potenciais redox de membrana sistema de linha de três estados + aceitador como O_2 + ADP + Pi + H^+ + $nH^+_{memb.space}$ =

(ATP + energia térmica) + H_2O + nH + matriz + CO_2" (Ambaga e Tumen-Ulzii , 2015) durante
respiração, que serviu para desenvolver o aumento do tamanho do genoma baseado em ATP.

Um processo vivo em nosso planeta foi formado e desenvolvido com base na ligação bioevolutiva formada entre os dois sistemas básicos de reações metabólicas dependentes de elétrons e prótons para obtenção de ATP durante os últimos 4 bilhões de anos, condicionando a evolução e o desenvolvimento de um sistema ATP- aumento baseado no tamanho do genoma.

8.23. O ciclo completo de 9 etapas de condutância de prótons e retrocessos evolutivos semelhantes a antiespirais, desde a segunda equação do tempo de evolução tardia até a primeira equação do tempo de evolução inicial durante alguma patologia

Até agora, as recentes descobertas da literatura não conseguiram dar a resposta adequada a questões tão importantes como qual a ligação bioevolutiva que existiu entre a perturbação do fluxo normal de electrões e protões e os processos de morte celular que conduzem a processos patológicos cirróticos e cancerígenos irreversíveis.

Estamos propondo que o meio de reação de "Doadores + membrana - potenciais redox três - sistema de linha de estado + O_2 + ADP + Pi + H^+ + $nH_{+\ \text{espaço de membrana}}$ = (ATP + energia térmica) + H_2O + $nH_{+\ \text{matriz}}$ + CO_2 "são os locais onde existiram os locais de condução dos seguintes quatro processos mais importantes como a manutenção do fluxo normal de elétrons e prótons no sentido horário com duração de 4-5 segundos de cada ciclo, também o processo de parada temporária de fluxo de elétrons e prótons e o processo de parada completa do fluxo normal de elétrons e prótons no sentido horário, e o processo de passos evolutivos semelhantes a antiespirais da segunda equação do tempo de evolução tardia do fluxo de elétrons e prótons até o tempo de evolução inicial primeira equação com provocação do processo de câncer.

Seria interessante se pudéssemos estabelecer a relação entre a parada temporária e completa do fluxo normal de elétrons e prótons no sentido horário, com uma duração de 4-5 segundos de cada ciclo, e processos cirróticos relacionados à morte celular, levando a retrocessos evolutivos semelhantes aos antiespirais. da segunda equação da evolução tardia do fluxo de elétrons e prótons até a primeira equação da evolução inicial.

Pode-se dizer que o processo de parada completa do fluxo normal de elétrons e prótons no sentido horário e a provocação dos retrocessos evolutivos semelhantes a antiespirais da segunda equação da evolução tardia para a primeira equação da evolução inicial com a provocação do processo de câncer ocorreram dentro do sistema de linha de três estados "Doadores + membrana - potenciais redox + O_2 + ADP + Pi + H + nH $_{espaço\ da\ membrana}$ = (ATP + energia térmica) + H_2O + nH $_{matriz}$ + CO_2 "reação metabólica, onde podem ocorrer dois processos como morte celular e processos cancerígenos relacionados à cirrose.

Os meios de reação de "Doadores + membrana - potenciais redox três - sistema de linha de estado + O_2 + ADP + Pi + H_+ + $nH^+_{espaço\ de\ membrana}$ = (ATP + energia térmica) + H_2O + nH^+_{matriz} + CO_2 "são os locais onde ocorreram os seguintes quatro processos mais importantes:

1. Manter um fluxo normal de elétrons e prótons no sentido horário com duração de 4-5 segundos por ciclo
2. Pare temporariamente o fluxo normal de elétrons e prótons no sentido horário.
3. Parada completa do fluxo normal de elétrons e prótons no sentido horário
4. A evolução evolutiva do tipo antiespiral retrocede da equação tardia da segunda evolução do fluxo de elétrons e prótons para a equação inicial da evolução inicial com a provocação de processos patológicos como o câncer.

De acordo com princípios filosóficos, todos os processos biológicos no nosso planeta durante os últimos 4 mil milhões de anos foram desenvolvidos por etapas evolutivas em espiral que transitam de uma regulação simples para uma regulação mais complexa, como a síntese de ATP relacionada com a glicólise, baseada no fluxo de electrões. e prótons sem a participação de potenciais redox de membrana no sistema de linha de três estados e oxigênio no ciclo de Krebs, e síntese de ATP relacionada ao gradiente de prótons, baseada no fluxo de elétrons e prótons com participação de oxigênio usando potenciais redox de membrana no três- sistema de linhas estaduais.

Mas a noção relativa a retrocessos evolutivos semelhantes a antiespirais, desde a segunda equação do tempo de evolução tardia até a primeira equação do tempo de evolução inicial do fluxo de elétrons e prótons com provocação do processo de câncer, foi conectada à transição de regulações de uma regulação mais complexa (Figura 2) para uma equação simples baseada em regulação a partir do ciclo de Krebs, a síntese de ATP baseada em gradiente de prótons funcionava devido ao fluxo de elétrons e prótons com a participação de oxigênio, usando um sistema de linha de três estados de potenciais redox de membrana para a forma inicial de síntese de ATP relacionada à glicólise baseada (Figura 1) no fluxo de elétrons e prótons sem participação de membrana - potenciais redox sistema de linha de três estados e oxigênios.

A essência de nossa nova ideia em relação à provocação do crescimento de células cancerígenas por passos evolutivos semelhantes a antiespirais do fluxo de elétrons e prótons em conexão com a transição da segunda equação de fluxo do tempo de evolução tardia para o tempo de evolução inicial, a primeira equação com a provocação do processo de câncer tem tem sido associado na forma de predominância do processo de glicólise e na provocação da mudança de próton, condutância de elétrons nos potenciais redox de membrana dependente do sistema de linha de três estados - ciclo completo de 9 etapas com perturbação da utilização de oxigênio dependente da mitocôndria é o seguinte:

Mudança na relação normal entre a glicólise e o processo do próton, condutância eletrônica no 2º estágio do ciclo completo de 9 etapas da condutância do próton dentro do corpo humano no nível de isocitrato desidrogenase, alfa cetoglutarato desidrogenase e succinato desidrogenase dentro do Ciclo de Krebs.

Perturbação da relação normal entre a glicólise e o processo de formação de oxaloacetato a partir do malato sob a ação da malato desidrogenase no 2º estágio do ciclo completo de 9 etapas da condutância de prótons dentro do corpo humano no nível de isocitrato desidrogenase, alfa cetoglutaratedesidrogenase , e succinato desidrogenase.

Desta forma, propusemos que as características bioquímicas das células cancerígenas são mais semelhantes às de Archea (procarióticas), como se as células cancerígenas adquirissem alguma característica de Archea , lembrando que as células normais deram os passos evolutivos para trás em direção ao início células de evolução (como se as células Eukarya se transformassem em células procarióticas de Archaea), com quem poderíamos ter conhecido há 4,4 bilhões de anos.

O efeito Warburg é a observação de que a maioria das células cancerígenas produz predominantemente energia através de uma alta taxa de glicólise .

Otto Warburg postulou que esta alteração no metabolismo, chamada glicólise, é a causa fundamental do câncer.

Parar temporariamente o fluxo normal de elétrons e prótons no sentido horário com uma duração de 4-5 segundos em cada ciclo significa que, sob a influência de muitos fatores patológicos, o bloqueio parcial da condutância de elétrons e prótons dentro do ciclo completo de 9 etapas da condutância de prótons dentro o corpo humano, conforme proposto por M. Ambaga , incluiu vias metabólicas bem conhecidas como glicólise, ciclo de Krebs, oxidação betta de ácidos graxos e oxidação de aminoácidos .

A manutenção do fluxo normal de elétrons e prótons no sentido horário com duração de 4-5 segundos de cada ciclo significa que em condições normais foi criado o nível normal de liberação de prótons, elétrons de substratos alimentares (carboidratos, aminoácidos , ácidos graxos), também o pré-condição normal de transferência de próton, elétron para NADH como átomo de hidrogênio e formação de CO_2 no ciclo de Krebs, a condição normal de transferência de próton, elétron para KoQ como átomo de hidrogênio, a condição normal de transferência de elétron para citocromo C sem próton acompanhante , a tendência normal de translocação do próton para o espaço intermembranar da mitocôndria sem o acompanhamento do elétron, o nível normal de criação de gradiente de próton no espaço intermembranar da mitocôndria e após a transferência do próton para a matriz através da síntese de ATP e a tendência normal de formação de água metabólica na matriz mitocondrial pela oxidação do próton pelos oxigênios moleculares , ou seja , pela protonação do oxigênio molecular pelo próton da matriz, a pré-condição normal da difusão do próton, difusão da água metabólica através da membrana plasmática dos glóbulos vermelhos com participação da proteína aquaporina canais e entrada de oxigênio do pulmão para o eritrócito, entrada de dióxido de carbono das células para o eritrócito, os parâmetros normais de formação de prótons livres da água metabólica novamente por reação como $H_2CO_3 = H + HCO_3$ (H_2CO_3 formado a partir de água metabólica), o próton se combina com a hemoglobina (geração de HbH) que promove a liberação de oxigênio da hemaglobina , a difusão de oxigênio para as células e o próton liberado da hemoglobina promove a captação de oxigênio pela hemaglobina e a anidrase carbônica catalisa a formação de CO_2 a partir de H_2CO_3 e CO_2 difundidos nos alvéolos existem entre doadores e aceitadores na equação geral do metabolismo celular como $C_6H_{12}O_6 + 6O_2 =$ energia + $6H_2O + 6CO_2$ sob influência constante da membrana - potenciais redox três-sistema de linhas estaduais.

A parada completa do fluxo normal de elétrons e prótons no sentido horário com duração de 4-5 segundos de cada ciclo foi associada a este processo, pois sob a influência de muitos fatores patológicos foram causados a parada irreversível da condutância de elétrons e prótons no início: no estágio de liberação de próton, elétron de substratos alimentares (carboidrato, aminoácidos , ácidos graxos), no segundo: na fase de transferência de próton, elétron para NADH como átomo de hidrogênio e formação de CO_2 no ciclo de Krebs, no terceiro: na fase de transferência de próton, elétron para KoQ como átomo de hidrogênio, em quarto lugar: no estágio de transferência de elétron para citocromo C sem próton acompanhante, em quinto: no estágio de translocação de próton para o espaço intermembrana da mitocôndria sem elétron acompanhante, em sexto: em o estágio de criação do gradiente de prótons no espaço intermembrana das mitocôndrias e após a transferência do próton para a matriz através da síntese de ATP, no sétimo: no estágio de formação de água metabólica na matriz da mitocôndria pela oxidação do próton por oxigênios moleculares, ou seja , por protonação do oxigênio molecular pelo próton da matriz, no oitavo: na fase de difusão do próton, difusão da água metabólica através da membrana plasmática das hemácias com participação dos canais proteicos aquaporina e entrada de oxigênio do pulmão para o eritrócito, entrada de carbono dióxido das células para os eritrócitos, também no nono: no estágio de formação de prótons livres a partir da água metabólica novamente por reação como $H_2CO_3 = H + HCO_3$ (H_2CO_3 formado a partir da água metabólica), o próton se combina com a hemoglobina (geração de HbH) que promove a liberação de oxigênio da hemaglobina , difusão de oxigênio para as células e prótons liberados da hemaglobina promove a captação de oxigênio pela hemaglobina e a anidrase carbônica catalisa a formação de CO_2 a partir de H_2CO_3 e CO_2 difundido nos alvéolos existem entre doadores e aceitadores na equação geral do metabolismo celular como $C_6H_{12}O_6 + 6O_2 =$ energia + $6H_2O + 6CO_2$ sob constante

influência dos potenciais redox de membrana sistema de linha de três estados, ou seja, a hemoglobina transporta oxigênio, dióxido de carbono e prótons entre os pulmões e todas as células da matriz mitocondrial.

Uma parada completa do fluxo normal de elétrons e prótons no sentido horário com uma duração de 4-5 segundos de cada ciclo resultou na morte celular, seguida por processos patológicos cirróticos e cancerígenos irreversíveis.

Uma parada completa do fluxo normal de elétrons e prótons no sentido horário com uma duração de 4-5 segundos de cada ciclo dentro do ciclo completo de 9 etapas da condutância de prótons dentro do corpo humano, conforme proposto por M. Ambaga e A. Tumen- Ulzii , foi precedido por danos às estruturas da membrana, que pertencem ao sistema de linha de três estados de potenciais redox de membrana de "Doadores + sistema de linha de três estados de potenciais redox de membrana + O_2 + ADP + Pi + H^+ + $nH^+_{membrana \cdot espaço}$ = (ATP + energia térmica) + H_2O + nH^+_{matriz} + CO_2 ", reação metabólica, seguida de vazamento de complexos enzima-substrato para o exterior das células, resultando em diminuição da oxidação e síntese de aminoácidos , ácidos graxos, moléculas de glicose.

8.24. A medicina NCM é o sistema médico integrado que consiste em medicamentos tradicionais e modernos cientificamente conectados entre si através dos novos conhecimentos do s-NCM. Medicina NCM

O conhecimento do s-NCM está fortemente conectado com uma nova ideia sobre a existência de potenciais redox de membrana que dependem do sistema de linha de três estados - o ciclo completo de nove etapas da condutância de prótons dentro do corpo humano, que funciona dentro de quatro compartimentos e 10 sistemas funcionais do corpo humano, compreendendo todos os 14 trilhões de células do organismo humano.

O conhecimento do s-NCM mostra que este processo legal, à medida que o universo recém-nascido se expandia (15 mil milhões de anos atrás), em 3 minutos, protões e neutrões tinham-se formado e unido para formar núcleos atómicos. Após 100.000 anos, os elétrons se juntaram aos núcleos para formar átomos (Park MA, 2009), o que deu os primeiros passos para o desenvolvimento do sistema de linha de três estados do potencial redoxi de membrana para a condução de elétrons e prótons com a biossíntese de ATP, NADPH, e energia térmica em todas as células vivas.

O conhecimento do s-NCM mostra que a vida na Terra foi formada devido a um fluxo de prótons e elétrons, formado durante um evento chamado Big Bang, há 15 bilhões de anos (Park MA, 2009), com a participação do potencial redoxi de três estados da membrana. sistema de linha para conduzir elétrons e prótons com a biossíntese de ATP, NADPH e energia térmica em todas as células vivas.

O conhecimento do s-NCM mostra que uma estrutura especial, como o sistema de linha de três estados do potencial redoxi da membrana , foi formada para conduzir elétrons e prótons com a biossíntese de ATP, NADPH e energia térmica em todas as células vivas.

O conhecimento do s-NCM mostra que as três formas básicas do potencial redoxi de membrana , três linhas de estado em todas as células vivas, conduzindo um fluxo de prótons e elétrons, formadas durante um evento chamado big bang, foram codificadas por Rlung, Mkhis e Badgan resumo expressões na medicina tibetana.

O conhecimento do Thes-NCM demonstrou que as três formas básicas de potencial redoxi de membrana , três linhas de estado, existentes em todos os 14 trilhões de células vivas, conduzindo um fluxo de prótons e elétrons, formadas durante um evento chamado Big Bang, são codificadas por rlung , mkhis , e expressão abstrata badgan na medicina tradicional e servem como formas de compreensão da medicina moderna e tibetana, uma da outra. Como diz Sua Santidade o Dalai Lama?

Os ensinamentos de Sua Santidade Dalai Lama como " A medicina tibetana é muito mais avançada na sua compreensão da natureza da mente do que a medicina ocidental. Em questões de compreensão das funções físicas do corpo humano, a medicina tibetana é menos avançada que a medicina ocidental.
Sem misturar as duas abordagens e sem dizer que uma é melhor que a outra, ambas as escolas devem trabalhar em conjunto para encontrar formas de se compreenderem e assim aumentarem a eficácia das duas técnicas de cura.".
A medicina recentemente codificada pela NCM é um sistema médico triplo composto pela medicina tradicional (MT) em sua forma completa, pela medicina moderna (MM) em sua forma completa e, adicionalmente, pela nova medicina baseada no conhecimento (s-NCM).
As funções diárias de diagnóstico e tratamento da medicina NCM são implementadas usando três tipos de abordagens: TM, MM e s-NCM juntas, e sua base teórico-científica está fortemente conectada com os novos conhecimentos de s-NCM, incluindo a nova ideia de membrana- potenciais redox, dependentes do sistema de linha de três estados , ciclo completo de nove etapas de condutância de prótons dentro do corpo humano e a nova ideia da existência de quatro compartimentos do corpo humano, a nova ideia da existência de 10 sistemas funcionais compreendendo todos 14 trilhões de células do organismo humano.
A medicina NCM é o sistema médico integrado, composto por medicamentos tradicionais e modernos cientificamente interligados através de novos conhecimentos s-NCM, que tem a seguinte prioridade:
A medicina NCM recusou categoricamente a existência das espécies humanas "Homo sapiens plus rlung , mkhris e badgan " e "Homo sapiens plus vata , kapha e pitta, que não estão registradas na taxonomia de Lineu junto com a espécie humana "Homo sapiens".
A medicina NCM postulou que a vida se tornou fortemente dependente da presença de prótons e elétrons devido à formação de energia mais poderosa-sistemas acumuladores como "doadores (glicose, aminoácidos , ácidos graxos) + potenciais redox de membrana sistema de linha de três estados + aceitador como O_2 + ADP + Pi $^{+H+nH}{}_{membro.espaço}$ $^{=}$ (ATP + energia térmica) + H_2O + $nH^+{}_{matriz}$ +CO2 ".
As reações de acumulação de bioenergia lentamente desenvolvidas, pertencentes aos primeiros tempos de evolução como "doadores como moléculas de água + ADP + Pi + H^+ + $nH^+{}_{memb.space}$ = formação de ATP + nH + O_2 e escassez de potenciais redox de membrana, sistema de linha de três estados, falta de sistemas enzimáticos de utilização de aceitadores de O_2

", condicionaram os sistemas acumuladores de energia mais poderosos como "doadores (glicose, aminoácidos , ácidos graxos) + potenciais redox de membrana sistema de linha de três estados + aceitador como O_2 + ADP + Pi + H^+ + $nH^+_{memb.space}$ = (ATP + energia térmica) + H_2O + nH^+_{matriz} +CO2".
A medicina NCM postulou que o diagnóstico e o tratamento, incluindo a medicina tradicional e moderna, deveriam basear-se nas unidades morfofuncionais que realmente existem dentro do corpo humano e que podemos ver e medir.
Uma forma desta unidade morfofuncional são os potenciais redox de membrana dependentes do sistema de linha de três estados - o ciclo completo de nove etapas da condutância de prótons dentro do corpo humano, bem como os quatro compartimentos e 10 sistemas funcionais do corpo humano. .
A medicina NCM postulou que os potenciais redox da membrana são dependentes do sistema de linha de três estados - o ciclo completo de nove etapas da condutância de prótons, que inicialmente foi descrito por nós como consistindo em H^+ , doadores eletrônicos como alimentos e H^+ , e - aceitadores como o oxigênio, com a participação direta de um doador de elétrons, os prótons, formados durante um evento denominado big bang.
Os potenciais redox de membrana dependem do sistema de linha de três estados; um ciclo completo de 9 etapas de condutância de prótons e fluxo normal de prótons e elétrons de doadores para aceitadores com a geração de fosfato-ATP de alta energia, elétrons de alta energia NADPH e energia térmica têm funcionado com o uso de uma reação de glicólise, Krebs ciclo, desaminação oxidativa de aminoácidos e oxidação betta de ácidos graxos, e o processo de oxidação-fosforilação para garantir a demanda energética do organismo.
A medicina NCM postulou que, no corpo humano, durante todo o ano, os estados fluido alfa, betta sólido e gama intermediário das estruturas da membrana foram três vezes submetidos a 3 estados de mudança absolutamente opostos, codificados por Rlung, Mkhris e Badgan resumo termos; na primavera, os processos dependentes do estado gama foram dominados pelos termos Rlung; no outono, os processos dependentes do estado alfa fluido foram elevados pela expressão de Mkhris ; e no verão, os processos dependentes do estado betta sólido foram aumentados pela expressão abstrata de Badgan .
A medicina NCM postulou que os estados alfa, betta sólido e gama intermediário das estruturas da membrana do corpo humano são submetidos a 3 estados de mudança absolutamente opostos durante a ontogênese: na idade infantil dominavam os processos dependentes do estado betta sólido,

codificados pelo termo abstrato Badgan ; na idade jovem dominaram os processos fluidos dependentes do estado alfa, codificados pelo termo abstrato de Mkhris ; e na velhice dominaram os processos dependentes do estado gama intermediário, codificados pelo termo abstrato Rlung.

A medicina NCM postulou que o corpo humano está sujeito a 3 estados de mudança absolutamente opostos, codificados pela expressão abstrata de Rlung, Mkhris e Badgan, dependendo das composições de ácidos graxos de carnes de cavalo, ovelha, cabra, marmota e carne bovina. O consumo de carnes de cavalo e marmota resultou em um aumento nos processos fluidos dependentes do estado alfa com um alto nível de potenciais de oxidação codificados pelo termo abstrato de Mkhris ; a ingestão de carne bovina resultou em um aumento em processos sólidos dependentes do estado beta com um alto nível de potenciais de redução codificados pelo termo abstrato de Badgan ; e a ingestão de carnes magras de cabra resultou em um aumento nos processos dependentes do estado gama com um baixo nível de potenciais de oxidação-redução codificados pela expressão rLungabstract .

A medicina NCM postulou que os indivíduos nascem com excesso de uma de três constituições, que, num caso, são codificadas pela expressão abstrata Rlung, noutro caso por Mkhris , e no terceiro caso, pela expressão abstrata Badgan . A medicina NCM postulou que o corpo humano está sujeito a mudanças de três estados absolutamente opostas, codificadas pelos termos abstratos de Rlung, Mkhris e Badgan, sob a influência de medicamentos.

A medicina NCM postulou que o mecanismo geral da existência saudável do corpo humano se deve ao equilíbrio normal de três estados básicos: o estado gama com baixo nível de potenciais de oxidação-redução e o estado beta sólido com alto nível de potenciais de redução , além do estado alfa fluido com alto nível de potenciais de oxidação, que são codificados pelas expressões abstratas Rlung, Mkhris e Badgan .

A medicina NCM postulou que os indivíduos nascem com excesso de estado Gama com baixo nível de oxidação-redução, que é codificado pela expressão abstrata Rlung, propenso à perda de peso corporal; os indivíduos nascem com excesso de estado alfa fluido com alto potencial de oxidação", que é codificado pela expressão abstrata de Mkhris , propenso ao excesso de calor corporal; e os indivíduos nascem com excesso de estado Beta sólido com alto potencial de redução, o que é codificado pela expressão abstrata de Badgan , propenso ao ganho excessivo de peso corporal.

Quais são os novos conhecimentos sobre os 10 sistemas funcionais básicos do corpo humano?

Nossa nova classificação dos 10 sistemas funcionais básicos do corpo humano apresenta algumas diferenças principais em relação à moderna classificação clássica da anatomia do corpo humano, baseada na classificação de Andreas Vesalis (1514-1564).

O primeiro sistema funcional é o sistema de entrega de doadores de elétrons-prótons como alimentos para 14 trilhões de células vivas para manter o nível normal de doadores como carboidratos, aminoácidos e ácidos graxos dentro dos potenciais redoxi da membrana . O sistema de linha de estado é um local muito importante para a condução de prótons e elétrons, a partir de cianobactérias formadas nos últimos 4,4 bilhões de anos e sendo idêntico ao sistema gastroenterológico.

O segundo sistema funcional é o sistema de entrega de aceitadores de elétron-próton como oxigênio a 14 trilhões de células vivas para manter o nível normal de aceitadores como oxigênio dentro dos potenciais redoxi da membrana . O sistema de três linhas de estado é um local muito importante para a condução de prótons e elétrons, começando pelas cianobactérias formadas nos últimos 4,4 bilhões de anos e sendo idêntico ao sistema respiratório.

O terceiro sistema funcional é o sistema que fornece aceitadores de elétron-próton como oxigênio e doadores de elétron-próton como alimentos juntos para 14 trilhões de células vivas para manter o nível normal de aceitadores como oxigênio e doadores dentro dos potenciais redoxi da membrana . O sistema de três linhas de estado é um local muito importante de condução de prótons e elétrons, a partir de cianobactérias formadas durante os últimos 4,4 bilhões de anos, idênticas ao sistema cardiovascular.

O quarto sistema funcional é o sistema que elimina e neutraliza metabólitos tóxicos e dióxido de carbono, dióxido de carbono protonado e também prótons livres formados durante o funcionamento do sistema de produção de energia como "doadores (glicose, aminoácidos , ácidos graxos) + potenciais redox de membrana linha de três estados sistema + aceitador como O_2 + ADP + Pi + H^+ + $nH^+_{memb.space}$ = (ATP + energia térmica) + H_2O + nH^+_{matriz} +CO_2", meio de reação idêntico aos sistemas de controle renal, urinário e ácido-base.

O quinto sistema funcional é o sistema de conversão de alguns produtos metabólicos tóxicos em produtos metabólicos normais e de condução da síntese e ressíntese de ácidos graxos saturados e insaturados como componentes principais de todas as estruturas da membrana. Pertence ao potencial redox de membrana , 3 sistemas de linha de estado incluídos para "doadores (glicose, aminoácidos , ácidos graxos) + potenciais redox de membrana, sistema de 3 linhas de estado + aceitador como O_2 + ADP + Pi +

$H^+ + nH^+_{memb.espaço} = (ATP + \text{energia térmica}) + H_2O + nH^+_{matriz} + CO_2$ - meio reacional, idêntico ao sistema hepatobiliar .

Usando métodos analíticos comparativos, demonstramos em 1990 pela primeira vez e eventualmente confirmamos que o sistema de linha de 3 estados de potencial redoxi -membrana de um corpo inteiro , que existia nos três estados básicos como:

Fluido: estado alfa de estruturas de membrana com alto potencial de oxidação e alto nível de formação de energia térmica; um alto nível de vazamento de prótons e condutância de prótons; um elevado nível de geração de dióxido de carbono; uma intensidade média de geração de fosfato de alta energia (ATP); e um alto nível de geração de elétrons de alta energia (NADPH).

Betta sólido: estado de estruturas de membrana com alto nível de potencial de redução, nível médio de formação de energia térmica, nível médio de geração de dióxido de carbono, baixo nível de vazamento e condutância de prótons e alta intensidade de fosfato de alta energia. Geração de ATP e elétrons de alta energia - geração de NADPH.

Estado gama intermediário de estruturas de membrana com baixo nível de potencial de redução de oxidação , baixo nível de geração de gradiente de prótons, baixo nível de geração de dióxido de carbono, baixo nível de formação de energia térmica, baixa intensidade de fosfato de alta energia (ATP) geração, e uma geração de baixa intensidade de elétrons de alta energia (NADPH) foram desempenhadas por tal substância biológica, relacionada à teoria dos 5 elementos e às teorias de Rlung, Mkhris e Badgan .

Fluido: estado alfa de estruturas de membrana com alto potencial de oxidação e alto nível de formação de energia térmica; um alto nível de vazamento de prótons e condutância de prótons; um elevado nível de geração de dióxido de carbono; uma intensidade média de geração de fosfato de alta energia (ATP); um alto nível de geração de elétrons de alta energia (NADPH); é um óleo quente; suas propriedades funcionais externas agudas correspondem à noção abstrata mkhris relacionada ao elemento fogo (semelhante ao sol) .

Betta sólido é um estado de estruturas de membrana com um alto nível de potencial de redução, um alto nível médio de formação de energia térmica, um baixo nível de vazamento de prótons e condutância de prótons, um nível médio de geração de dióxido de carbono, uma alta intensidade de fosfato de alta energia , geração de ATP e elétrons de alta energia e geração de NADPH. É um óleo fresco e frio, com propriedades funcionais externas pesadas e estúpidas que foram resumidas na noção abstrata relacionada ao elemento água.

Estado gama intermediário de estruturas de membrana com baixo nível de potencial de redução de oxidação , baixo nível de geração de gradiente de prótons, baixo nível de geração de dióxido de carbono, baixo nível de formação de energia térmica, com baixa intensidade de fosfato de alta energia (geração de ATP), de alta energia elétrons (geração de NADH) e energia térmica, suas propriedades funcionais externas móveis, pouco oleosas e leves foram simbolizadas sob a noção abstrata semelhante ao vento, relacionada ao elemento vento.

A coincidência entre a teoria abstrata de Rlung, Mkhris e Badgan e os potenciais redoxi de membrana nos três sistemas de linha de estado no primeiro compartimento pode ser caracterizada pelas seguintes especificidades:

Estados alfa fluidos, consistindo de ácidos graxos insaturados com altos níveis de potenciais oxi e com altos níveis de prótons, condutância de elétrons e altos níveis de liberação de energia térmica, grau médio de acumulação de energia e grau médio de fosfato-ATP de alta energia, grau médio de elétrons de alta energia NADPH, com proporção média de aceitadores, estão associados à teoria abstrata de Mkhris , que se distingue pelo óleo quente, quente e características externas agudas.

Estado betta sólido, constituído principalmente por ácidos graxos saturados, condicionando altos níveis de potenciais de redução e com níveis lentos de condutância de prótons e elétrons e baixos níveis de liberação de energia térmica, alto grau de capacidade de acumulação de energia e alto grau de alta energia fosfato- ATP e elétrons de alta energia NADPH, com uma proporção aumentada de aceitadores, estão associados à teoria abstrata de Badgan , que se distingue pelo óleo frio e frio e pelas características externas estúpidas.

Estado gama, constituído por teores diminuídos de ácidos graxos saturados e também insaturados, condicionando níveis diminuídos de redoxipotenciais e com níveis lentos de prótons, condutância de elétrons, baixos níveis de liberação de energia térmica, baixos níveis de acúmulo de energia e baixo grau de alta fosfato de energia (ATP), baixos níveis de elétrons de alta energia (NADH), diminuição do conteúdo de doadores (aceitadores), aumento da importância do próton, elétrons antes da geração de gradientes de prótons e mecanismo de deslizamento prevalecente, está associado à teoria abstrata de rlung , que se distingue por características externas leves, móveis, não oleosas e frias.

Alteração dos parâmetros do quarto compartimento, descritos como 5 estruturas de membrana e 5 sistemas funcionais, garantindo a função genética normal - divisão celular, função de resposta à informação, funções biossintéticas , bioenergéticas e de biotransformação - usando fosfato-ATP de alta energia, elétrons de alta energia NADPH e energia térmica formada dentro da membrana - potenciais redoxi - três sistemas de linha de estado que resultam em uma diminuição nas funções biossintéticas, bioenergéticas e de biotransformação e perturbação desregulada das funções de resposta baseadas em informações são codificadas pelo termo abstrato Rlung na medicina tradicional tibetana .

Mudança dos parâmetros do quarto compartimento, denominados 5 estruturas de membrana e 5 sistemas funcionais, onde são realizadas as funções normais de divisão genético-celular, resposta à informação, biossíntese, bioenergética e biotransformação usando fosfato de alta energia (ATP), elétrons de alta energia (NADPH) e energia térmica gerada em potenciais redoxi de membrana , três sistemas de linha de estado resultaram na intensificação não regulamentada de funções de resposta baseadas em informações, conforme codificado pelo resumo Mkhristerm .

Alteração dos parâmetros do quarto compartimento, denominados 5 estruturas de membrana - 5 sistemas funcionais, onde é conduzida a função genética normal - função de divisão celular, função de resposta à informação, funções biossintéticas, bioenergéticas, de biotransformação usando fosfato-ATP de alta energia, elétrons de alta energia NADPH e energia térmica, gerados dentro dos potenciais redoxi de membrana , três sistemas de linha de estado resultaram na desaceleração das funções de resposta baseadas em informações , são codificados pelo Badganterm abstrato na medicina tradicional tibetana -mongol.

Se a alteração dos parâmetros do segundo compartimento, apresentando o soro e o sistema extracelular, leva à diminuição de doadores, diminuição de aceitadores e
alguns metabólitos acumulados aqui são todos codificados pelo termo abstrato Rlung na medicina tradicional tibetana.

Se a alteração dos parâmetros do segundo compartimento, apresentando o soro e o sistema extracelular, leva a um aumento de doadores e a uma diminuição de aceitadores, tudo isso é codificado pelo termo abstrato badgan na medicina tradicional tibetana.

Se a alteração nos parâmetros do terceiro compartimento levar a uma diminuição dos ácidos graxos viscerais e externos acumulados aqui, estes serão todos codificados pelo termo abstrato Rlung na medicina tradicional tibetana.

Se a alteração dos parâmetros do terceiro compartimento leva a um aumento na classe saturada de ácidos graxos viscerais acumulados aqui, todos estes são codificados pelo termo abstrato Badgan na medicina tradicional tibetana.

Se a mudança nos parâmetros do terceiro compartimento levar a um aumento nas classes insaturadas de ácidos graxos externos acumulados aqui, todos estes serão codificados pelo terminal Mkhris abstrato da medicina tradicional tibetana.

CAPÍTULO 3

Uma nova definição de células vivas de acordo com o novo sistema médico triplo integrado (NCM), que foi desenvolvido pela primeira vez por nós:

As células vivas são uma unidade funcional-estrutural de todo o corpo vivo, consistindo de um potencial redox de membrana, um sistema de linha de três estados dependente de um ciclo completo de 9 etapas de condutância de prótons, que garantiu o fluxo constante de elétrons e prótons entre moléculas doadoras e aceitadoras com produzindo fosfato de alta energia -ATP, elétrons de alta energia-NADPH, energia térmica, dióxido de carbono, criando assim as pré-condições para manter a condução normal da informação - função de resposta na membrana plasmática , função de divisão genética celular na membrana do núcleo, função de biotransformação na membrana microssomal e funções biossintéticas - rebiossintéticas em sistemas integrados ribossomo - microssomais e também lisossomos - estruturas de membrana peroxissomal, função bioenergética na membrana mitocondrial, além de tudo isso, suas moléculas muito importantes têm estruturas comuns repetidas de ATP como "nucleosídeo + fosfato". As características "frias", "pesadas" e "estúpidas" do código abstrato " Badgan " coincidiram com os efeitos de "acumulação de energia", "limitação de calor" e "estabilização" dos estados betta das estruturas de membrana (MS), ou seja, estados betta sólidos de estruturas de membrana com alto nível de potencial de redução com nível médio de formação de energia térmica, alta intensidade de geração de fosfato-ATP de alta energia, de geração de elétrons-NADPH de alta energia, contendo maior quantidade de colesterol, e ácidos graxos saturados (SFA), as propriedades "frias" do código abstrato de Badgan coincidiram com +53-+69 °C de fusão do colesterol e dos ácidos graxos saturados (SFA).

Além disso, betta sólido, estados de estruturas de membrana com alto nível de potencial de redução com nível médio de formação de energia térmica, alta intensidade de formação de geração de fosfato-ATP de alta energia e de geração de elétrons-NADPH de alta energia, exerceram mais resistência à ação de vários fatores "protonóforos", o que resultou em uma limitação da termogênese, que coincidiu com as características pesadas e fortes da noção de abstração" Badgan .

Além disso, as características "móveis" e "leves" da noção abstrata de rlung são devidas à geração e condução de impulsos nervosos, atividade facilmente despolarizada do estado gama de estruturas de membrana com baixo nível de oxidação e potencial de redução de membranas excitáveis (células excitáveis), que para seu funcionamento normal requerem um alto nível de geração de gradiente de prótons, um alto nível de intensidade de geração de fosfato de alta energia (ATP) e um alto nível de geração de elétrons de alta energia (NADPH).

Em casos de escassez de geração de gradiente de prótons e deficiência de geração de fosfato de alta energia (ATP) e geração de elétrons de alta energia (NADPH), que são causadas pelo estado gama de estruturas de membrana com baixo nível de oxidação e potencial de redução, estes são codificados pelo termo abstrato rlung , condicionando o aparecimento de características "móveis" e "leves".

Em condições normais, o sistema de linha de três estados dos potenciais redox de membrana, localizado na parte intermediária dos sistemas produtores de energia como "doadores (glicose, aminoácidos , ácidos graxos) + sistema de linha de três estados dos potenciais eredox de membrana + aceitador como O_2 + ADP + Pi + H^+ + $nH^+_{\text{espaço-membro}}$ = (ATP + energia térmica) + H_2O + $nH_{\text{+matriz}}$ + CO_2 , existem em transição mútua e opressão mútua, que foram descritas como inter-relação, relação de interposição entre rlung , Mkhris , estados abstraídos de Badgan na medicina tradicional tibetana -mongol.

De acordo com a teoria abstrata de Rlung, Mkhris e Badgan da medicina tradicional tibetana mongol, "o caráter frio de Badgan diminui o caráter quente de Mkhri ; a oleosidade quente de Mkhris evita um aumento excessivo na oleosidade fria (fria) de Badgan , ou seja, Mkhris e Badgan existiam em inter-relações e interoposição ."

Funções reguladoras de Rlung Mkhris em todo o organismo Badgan , sua base termodinâmica.

Nos antigos sutras da medicina tradicional tibetana, enfatizava-se que "se o mkhris existisse em formas iguais e adequadas, que formam a "energia térmica" dos organismos, ele fornecia a nutrição e os substratos necessários ao funcionamento de todos os organismos. Se o badgan existir em um estado de equilíbrio igual, que agrega peso e gordura, protege as perdas de substratos nutricionais, garantindo a longevidade da vida . Chegamos à conclusão de que a formulação acima mencionada da medicina tradicional tibetana, no que diz respeito à função reguladora de todo o organismo dos estados codificados rlung , mkris e badgan , tem estado intimamente ligada a processos termodinâmicos, que ocorrem constantemente dentro dos organismos vivos, incluindo a membrana , potencial redox, um ciclo completo de nove etapas de condutância de prótons dentro do corpo humano, dependente do sistema de linha de três estados.

Estado alfa fluido de estruturas de membrana com alto nível de potencial de

oxidação e alto nível de formação de energia térmica, intensidade média de fosfato de alta energia (geração de ATP), de elétrons de alta energia (geração de NADPH), e tendo mais configuração cis causou o estado desordenado .
Em tais sistemas termodinâmicos de estruturas de membrana, a probabilidade de transição de energia total (U) para energia térmica inútil e irreversível (Q) aumentou com uma maior perda de energia livre (F).
Desta forma, em sistemas termodinâmicos, onde prevaleceu o estado alfa de estruturas de membrana com alto potencial de oxidação de membrana- redoxi potenciais 3 sistema de linha de estado , quando criada a condição de maior transferência de gradiente de prótons para energia térmica, menos para geração de fosfato de alta energia - ATP, de elétrons de alta energia - NADPH "o processo termodinâmico levaria na direção de mais perdas de energia livre útil (F), e para maior dispersão de energia "calor" inútil (Q), ou seja, o processo termodinâmico de transição F-TS é direcionado para diminuição de F, e aumento gradual de Q, TS, o que provavelmente pode servir como orientação para a direita interpretação da teoria da medicina tradicional como "... mkhris forma "calor" e fornece a energia necessária para o funcionamento normal do organismo... Mas aumento excessivo de mkhris queima toda a energia e os nutrientes de todo o organismo...".
O estado betta das estruturas da membrana, condicionando o elevado potencial de redução do organismo, criou um sistema termodinâmico mais estável. Nesse sistema, devido à transconfiguração de ácidos graxos saturados e colesterol, o gradiente de prótons transferiu menos energia térmica, mais para a geração de fosfato de alta energia (ATP) e elétrons de alta energia (NADH), esses processos termodinâmicos acompanhada por maior acúmulo de energia livre (F) e menor dispersão de energia térmica (Q,TS), ou seja, a reação termodinâmica prossegue no sentido de aumentar gradativamente F e diminuir Q, que são expressos na Medicina Tradicional como
" Badgan aumenta o peso do organismo, protege os nutrientes da queima e dá a possibilidade de uma vida longa.".
No que diz respeito ao aumento do estado gama, quando foi criada a condição de menor geração de gradiente de prótons, diminuiu a formação de energia térmica e a geração de fosfato de alta energia (ATP) e elétrons de alta energia (NADPH), que, pela nossa abertura, condicionou todos os padrões externos de expressão teórica abstrata porque, neste caso, a reação termodinâmica ocorreu no nível mínimo de energia livre (F) e no nível máximo de entropia (TS).

8.25. O ciclo completo de nove etapas da condutância de prótons e elétrons dentro do corpo humano e as teorias triplo rlung , mkhris e badgan da Medicina Tradicional Tibetana

Finalmente, começamos a usar novas terminologias na medicina e na farmácia, como a protonação do dióxido de carbono, a reação de hidratação do CO_2, do bicarbonato (hidrogenocarbonato) e a afinidade protônica do CO_2.

Novas terminologias, como a protonação do dióxido de carbono, a reação de hidratação do CO_2, o hidrogenocarbonato e a afinidade protônica do CO_2 esclareceram a importância da medicina NCM em alto nível sobre como ela está conectada à nova ideia sobre a existência do ciclo completo de 9 etapas de condutância de prótons e elétrons dentro do corpo humano com triplo rlung , mkhris e badgan teorias da Medicina Tradicional Tibetana.

Um exemplo desta nova terminologia é expresso como... No deslocamento do cloreto, o hidrogenocarbonato se difunde nos eritrócitos, transportando prótons, e é liberado no primeiro estágio dos potenciais redoxi- membrana . No ciclo completo de condutância de prótons dependente do sistema de linha de três estados, a neutralidade elétrica é mantida pela difusão de íons cloreto para fora deles.

Este é um mecanismo relacionado a como os prótons entraram nos arredores da membrana eritrocitária no 9º estágio dos potenciais redoxi de membrana , ciclo completo de 9 etapas de condutância de prótons dependente do sistema de linha de três estados.

O íon hidrogênio é, estritamente falando, o núcleo de um átomo de hidrogênio separado do elétron que o acompanha . O núcleo do hidrogênio é formado por uma partícula que carrega uma carga elétrica positiva unitária , chamada próton . O íon hidrogênio isolado , representado pelo símbolo H^+, é, portanto, habitualmente usado para representar um próton.

Em torno dessa explicação, relativa à participação das hemaglobinas eritrocitárias no transporte de O_2, CO_2 e prótons no organismo, levanta-se a questão de como os prótons são formados nos tecidos periféricos, em quais etapas esse processo é conduzido e como prótons são inseridos nos arredores da membrana eritrocitária.

A fim de dar a resposta apropriada a esta questão, desenvolvemos uma nova concepção como o reempacotamento de prótons formados em tecidos periféricos dentro do entorno da membrana eritrocitária, pertencente ao ciclo completo de nove etapas de membrana-potenciais redoxi de três estados dependente do sistema. condutância de prótons e elétrons, que é codificada na Medicina Tradicional Tibetana pelos códigos triplos Rlung, Mkhris e

Badgan .
Como resultado, a codificação tripla Rlung, Mkhris e Badgan de todos os processos vivos na Medicina Tradicional Tibetana descreveu todos os processos dependentes de O_2 realizados em potenciais redox de membrana, ciclo completo de prótons de 9 etapas dependente do sistema de linha de três estados e condutância de elétrons dentro do corpo humano, bem como o CO_2 dependente de todos os processos realizados em potenciais redox de membrana, ciclo completo de 9 etapas dependente do sistema de linha de três estados de condutância de prótons e elétrons.
Os principais princípios científicos da medicina NCM foram formados usando três regras IF:
O medicamento NCM foi criado seguindo o primeiro "IF" da seguinte forma:
Se você estivesse estudando sobre carros, poderia obter a massa indo até um carro de verdade, olhando para ele e tocando nele (L. Ron Hubbart).
A medicina NCM foi criada resistindo categoricamente ao segundo "SE" como
Se você estivesse estudando sobre rlung , mkhris e badgan , você poderia obter a massa indo para rlung , mkhris e badgan reais e olhando para ele e tocando-o (regra de L. Ron Hubbart em relação ao estudo de rlung , mkhris e badgan).
O medicamento NCM foi criado propondo o terceiro "FI" como
Se você estivesse estudando sobre rlung , mkhris e badgan , você poderia obter a massa acessando "A membrana: potenciais redox três, dependente do sistema de linha de estado, ciclo completo de 9 etapas de condutância de prótons" e olhando para ela, tocando-a e medindo-o (M. Ambaga).
Da última vez, vimos uma espécie de mistura indistinguível entre a medicina tradicional tibetana e a medicina moderna.
Gosto de pensar na integração da medicina tradicional tibetana e da medicina moderna, na qual as vertentes das diferentes medicinas existem separadamente, mas estão ligadas através de novos conhecimentos.
A vida tornou-se fortemente dependente da presença de prótons e elétrons, que foram formados durante um evento chamado Big Bang, há 15 bilhões de anos. isto é, os prótons e os elétrons, que foram formados durante um evento chamado Big Bang, prepararam o cenário para a formação da vida no universo.
Neste contexto, deve-se dizer que todos os processos de diagnóstico e tratamento nas práticas da medicina tradicional e moderna devem basear-se nas unidades morfofuncionais que realmente existem dentro do corpo humano, como a membrana, os potenciais redox, o sistema de linha de três

estados. ciclo completo e dependente de nove etapas de condutância de prótons dentro do corpo humano, que podemos ver e medir.
Foi revelado por nós que existe uma relação mais estreita entre os potenciais redox de membrana e os processos de produção de ATP dependentes do sistema de linha de três estados, que funcionam com a participação de um ciclo completo de nove etapas de condutância de prótons dentro do corpo humano. e as teorias triplas Rlung, Mkhris e Badgan da medicina tradicional tibetana.
Ao explicar a base científica das teorias triplo rlung , mkhris e badgan da medicina tradicional tibetana, muitos pesquisadores prevaleceram na opinião de que rlung , mkhris e badgan são coisas vivas que realmente existem dentro do corpo humano.
Se aceitarmos as opiniões de alguns pesquisadores sobre a existência do rlung , mkhris e badgan realmente vivo dentro do corpo humano, isso significa que deveríamos aceitar a ideia da existência do Homo sapiens, uma espécie humana cujo corpo continha o corpo realmente existente. Living rlung , mkhris e badgan e cujo corpo
pode ser descrito como "Homo sapiens, contendo as espécies humanas vivas rlung , mkhris e badgan ".
Neste contexto, levanta-se a questão principal e importante de que coisas realmente existem dentro do corpo humano, condicionando o aparecimento das teorias triplas Rlung, Mkhris e Badgan da Medicina Tradicional Tibetana.
Dentro de um corpo humano, não existem realmente vata , kapha, pitta, rlung , mkhris e badgan vivos, que não podemos ver ou medir.
Deve-se dizer que rlung , mkhris e badgan não poderiam ser percebidos pelos órgãos dos sentidos humanos; são coisas do pensamento.
De acordo com nossas sugestões, uma das coisas realmente existentes dentro do corpo humano são a membrana, os potenciais redox, os três sistemas de linhas de estado e o ciclo completo de nove etapas da condutância de prótons dentro do corpo humano, implementado em quatro compartimentos do corpo humano. e 10 sistemas funcionais do corpo humano, compreendendo todos os 14 trilhões de células.
Estado alfa fluido dos potenciais redox de membrana O sistema de linha de três estados depende do ciclo completo de nove etapas da condutância de prótons dentro do corpo humano, consistindo de ácidos graxos insaturados com altos níveis de oxipotenciais ajustados para conduzir o aumento do fluxo de prótons e elétrons , está associado à teoria abstrata de Mkhris da Medicina Tradicional (TM), que se distingue pelo óleo quente, quente e pelas características externas agudas.

Estado beta sólido dos potenciais redox de membrana Dependente do sistema de linha de três estados : um ciclo completo de nove etapas de condutância de prótons dentro do corpo humano, consistindo principalmente de ácidos graxos saturados com altos níveis de potenciais vermelhos ajustados para conduzir a diminuição do fluxo de prótons e os elétrons estão associados à teoria abstrata de Badgan da TM, que se distingue pelo óleo frio e frio e pelas características externas estúpidas.
Estado gama dos potenciais redox de membrana, dependente do sistema de linha de três estados , ciclo completo de 9 etapas de condutância de prótons dentro do corpo humano, consistindo na diminuição do conteúdo de ácidos graxos saturados e insaturados, condicionamento dos níveis diminuídos de potenciais redoxi ajustados para conduzir o lento o fluxo de prótons e elétrons está associado à teoria abstrata de Rlung of TM, que se distingue por características externas leves, móveis, não oleosas e frias.
Desta forma, se no sistema de linha de três estados do potencial redoxi - membrana , contendo os substratos enzimáticos correspondentes, que foram posicionados entre doadores e aceitadores no lado esquerdo da equação completa de três membros da reação metabólica como "Carboidrato, aminoácidos , ácidos graxos + os potenciais redoxi de membrana três sistemas de linha de estado + 60_2 = energia (ATΦ , energia térmica) + 6H2O + $6CO_2$ "prevaleceram o estado alfa com altos potenciais de oxigênio seriam criadas condições prévias para a geração de formas mais oxidadas de metabólitos e medicamentos, que na medicina tradicional são expressos como medicamentos de óleo quente e características externas de óleo quente de Mkhris .
Além disso, se no sistema de linha de três estados de membrana-potencial redoxi , contendo os substratos enzimáticos correspondentes, que foram posicionados entre doadores e aceitadores no lado esquerdo da equação completa de reação metabólica de três membros, um estado betta com vermelho alto potenciais foram prevalecedos, resultando na criação de pré-condições para a geração de formas mais reduzidas de metabólitos e medicamentos, que na medicina tradicional são expressos como medicamentos de óleo frio e características externas de óleo frio de Badgan .
Enquanto isso, se no sistema de linha de três estados do potencial redoxi - membrana, contendo os substratos enzimáticos correspondentes, que foram posicionados entre doadores e aceitadores no lado esquerdo do sistema completo de três membros
equação da reação metabólica, um estado gama com baixos potenciais redoxi seria criado como uma pré-condição para reduzir a geração de formas

reduzidas e oxidadas de metabólitos e também de medicamentos, que na medicina tradicional são expressos como medicamentos não oleosos e têm propriedades secas, móveis, características externas com menos óleo do rLung .

Ao propor a nova ideia sobre a existência de potenciais redox de membrana que são dependentes do sistema de linha de três estados - o ciclo completo de nove etapas da condutância de prótons dentro do corpo humano - resistimos categoricamente e recusamos as opiniões sobre a coexistência do "Homo sapiens mais rlung , mkhris e badgan ", "Homo sapiens mais vata , kapha e pitta" e "Homo sapiens mais yan , yin" espécie humana, ou seja, espécie humana, contendo um rlung , mkhris , badgan , yin realmente vivo, yan , que não estão registrados na taxonomia de Lineu junto com a espécie humana "Homo sapiens".

A noção de coisas vivas que existiam dentro do corpo humano mudou de tempos em tempos durante os últimos 3.000 anos.

No início, a imaginação na medicina tradicional apareceu há 3.000 anos, como se dentro do corpo humano existisse um rlung , mkhris , badgan , yin, yan , vata , kappa e pitta vivo e funcional, mas esses pensamentos eram aceitáveis até esse período, quando em 1665 Robert Hooke descobriu células vivas.

Após a descoberta das células vivas por Robert Hooke, a velha imaginação relativa às funções vivas de rlung , mkhris , badgan , yin, yan , vata , kappa e pitta, que existiam dentro do corpo humano, perdeu completamente seu significado teórico e prático.

O velho pensamento da medicina tradicional sobre a ideia de que um corpo humano consistia em rlung , mkhris , badgan , vata , kappa e pitta vivos e funcionais deveria dar seu próprio lugar à teoria celular do corpo humano.

A primeira pessoa a descrever uma célula foi Robert Hooke. Seu popular livro, Microfagia : ou algumas descrições fisiológicas de corpos em miniatura feitas por lupas, foi produzido em 1665 (Bill Bryson, A Short History of Quase Everything).

Revelou a um público encantado um universo muito pequeno que era muito mais diversificado, lotado e finamente estruturado do que alguém jamais havia chegado perto de imaginar. Entre as características microscópicas identificadas pela primeira vez por Hooke estavam pequenas câmaras nas plantas que ele chamou de "células" porque lhe lembravam as células dos monges. Hooke calculou que um quadrado de cortiça de uma polegada conteria 1.259.712.000 dessas minúsculas câmaras – a primeira aparição de um número tão grande em qualquer lugar na ciência. A essa altura, os microscópios já existiam há cerca de uma geração, mas o que diferenciava os de Hooke era sua supremacia técnica. Eles alcançaram ampliações de trinta vezes, tornando-os a última palavra em tecnologia óptica do século XVII (Bill Bryson, A Short History of Quase Everything).

O mecanismo baseado na membrana para produzir ATP foi formado muito cedo na história da vida (Park MA), e as suas características essenciais foram mantidas na longa viagem evolutiva desde a época dos primeiros procariontes até às células modernas durante os últimos 3,6 mil milhões de anos. conversão para um sistema de linha de três estados com potencial redox de membrana (estado alfa com alto potencial de oxidação, estado beta com alto potencial de redução, estado gama com baixo potencial redox).

Mas, até agora, não conhecemos vários fatos sobre o ciclo completo de nove etapas da condutância de elétrons e prótons dentro do corpo humano, que incluem:

Não sabemos qual estágio do ciclo completo de nove etapas de condutância de elétrons e prótons dentro do corpo humano segue o ciclo de Krebs.

Não sabemos onde o alimento ingerido e o ar, levado por inalação (oxigênio) no ciclo de condutância de elétrons e prótons, se encontrariam dentro do corpo humano.

Não conhecemos nem o estágio nem os fatores que causarão a liberação de elétrons e prótons dos substratos alimentares.

Não conhecemos nem o estágio nem os fatores que causarão a liberação de oxigênio da hemoglobina.

Não conhecemos nem o estágio nem os fatores que causarão a liberação de dióxido de carbono do corpo.

Não sabemos o estágio que iniciou o ciclo de condutância de elétrons e prótons dentro do corpo humano.

Não sabemos o estágio que encerrou o ciclo de condutância de elétrons e prótons dentro do corpo humano.

Não sabemos qual estágio dos nove ciclos completos consistia na condutância de elétrons e prótons dentro do corpo humano.

Neste contexto, propusemos inicialmente que o ciclo completo de 9 etapas da condutância de prótons dentro do corpo humano começa com a liberação de prótons e elétrons dos substratos alimentares (o primeiro estágio) e termina com o acúmulo final de prótons livres na forma de HbH (O_2-Hb) no interior dos eritrócitos, permitindo a promoção da ingestão de oxigênio pelo corpo humano e a remoção do dióxido de carbono do corpo humano (última etapa) (Figura 1).

O mecanismo baseado em membrana para produzir ATP consiste no ciclo completo de 9 etapas de condutância de prótons e elétrons dentro do corpo humano. À medida que elétrons e prótons derivados da oxidação de substratos alimentares são transferidos ao longo de transportadores de elétrons, os prótons (H^+) fluem de volta ao seu gradiente eletroquímico. através da ATP sintase, que catalisa a energia necessária para sintetizar ATP a partir de ADP e fosfato inorgânico (Alberts B, et al.).

Ao estabelecer essa conversão final, os destinos metabólicos de três átomos separados (C, H e O contidos em qualquer forma de doadores de alimentos (carboidratos, ácidos graxos e aminoácidos) ocorreram no ciclo completo de nove etapas de condutância de elétrons e prótons dentro o corpo humano da seguinte forma:

1. Átomos de H contidos nas moléculas de alimentos através do 1º estágio do ciclo completo de 9 etapas de condutância de elétrons e prótons como liberação de prótons, elétrons juntos de substratos alimentares sob a ação indireta de oxigênio liberado dos arredores da membrana dos eritrócitos convertidos em NADH e $FADH_2$.

2. Após esses estágios de conversão dos átomos de H contidos nas moléculas dos alimentos em NADH, $FADH_2$, foram iniciados os próximos estágios de condutância de prótons livres, incluindo o 5º estágio do ciclo completo de 9 etapas de condutância de elétrons e prótons como translocação de prótons. para o espaço intermembranar das mitocôndrias sem o elétron acompanhante, o 6º estágio como criação de gradiente de prótons no espaço intermembranar das mitocôndrias e após a transferência do próton para a matriz através da ATP sintase, o 7º estágio como formação de água metabólica no matriz mitocondriana por protonação de oxigênio ativado após a obtenção de elétrons pelo próton da matriz, o 8º estágio como difusão do próton da matriz mitocondrial de todas as células e água metabólica formada durante a protonação do oxigênio molecular pelo próton da matriz que entrou através da membrana plasmática dos glóbulos vermelhos com participação dos canais de proteína aquaporina, também no 9º estágio, quando a água metabólica que entra nas células vermelhas do sangue reage com o CO_2 formado no 2º estágio pela formação de H_2CO_3, que é seguida pela reação como $H_2CO_3 = H+ O HCO_3$ e o próton livre liberado durante esta etapa promovem a liberação de oxigênio da hemoglobina , ou seja, ocorre o encontro do CO_2 formado na 2ª etapa com a água metabólica formada na 7ª etapa do ciclo completo de 9 etapas de condutância de elétrons e prótons dentro dos glóbulos vermelhos.

Os destinos metabólicos dos átomos de H - segunda variante no caso de elétrons livres no ciclo completo de 9 etapas de condutância de elétrons e prótons dentro do corpo humano são distinguidos por isto: o 4º estágio do ciclo completo de 9 etapas de condutância de elétrons e prótons dentro o corpo humano como transferência de elétrons para o citocromo C e para o oxigênio molecular sem acompanhar o próton, formação de oxigênio ativado, e o 7º estágio como formação de água metabólica na matriz mitocondriana na forma de oxidação do próton por oxigênios ativados após a obtenção elétrons do citocromo C, ou seja, protonação do oxigênio ativado pelo próton da matriz.

8.26. A dependência da acidez relacionada ao próton dentro dos eritrócitos na condutância do próton nos 8 estágios anteriores do ciclo completo de 9 etapas da condutância do próton

É mais interessante realizar um estudo detalhado para estabelecer a relação entre a mudança na condutância de prótons (PC) no nível eritrocitário do estágio 9 e nos estágios anteriores restantes da membrana (potencial redox), uma linha de três estados ciclo completo de condutância de prótons dependente do sistema, quando uma condutância normal de elétrons e prótons é alterada por desacopladores como rotenona, oligomicina e dinitrofenol em animais experimentais.

De acordo com o ciclo completo de 9 etapas da condutância de prótons dentro do corpo humano proposto por Ambaga e Tumen- Ulzii (2015), o 8º estágio do ciclo completo de 9 etapas de condutância de prótons dentro do corpo humano é distinguido pela difusão de prótons. da matriz mitocondrial de todas as células e metabolismo

(Onde convergem comendo comida e inalando oxigênio)

água através da membrana plasmática das hemácias, com a participação dos canais proteicos aquaporina e entrada de CO_2 de todas as células.

Além disso, o 9º estágio se distingue pela entrada de oxigênio do pulmão, formação de HbO_2, combinação de prótons com hemaglobina (geração de HbH), que promove a liberação de oxigênio da hemaglobina e difusão de oxigênio para todas as células, condicionando a liberação de prótons e elétrons de substratos alimentares.

Mas até recentemente, a investigação tinha como objetivo estabelecer a dependência da acidez dependente de prótons dentro dos eritrócitos na condutância de prótons em oito estágios anteriores do ciclo completo de nove etapas da condutância de prótons.

Estabelecemos que:

O primeiro estágio do ciclo completo de 9 etapas da condutância de prótons dentro do corpo humano é diferenciado pela liberação de prótons e elétrons de substratos alimentares (carboidratos, aminoácidos e ácidos graxos). Sob a ação indireta do oxigênio liberado do entorno da membrana do eritrócito no 9º estágio, a condutância do próton dentro do ciclo começou.

O segundo estágio do ciclo completo de nove etapas de condutância de prótons dentro do corpo humano é caracterizado pela transferência de um próton e um elétron para NADH e $FADH_2$ como átomos de hidrogênio, juntamente com a liberação de CO_2, estágio pelo qual continua o condutância do próton dentro do ciclo.

O terceiro estágio do ciclo completo de 9 etapas da condutância do próton dentro do corpo humano é distinguido pela transferência de um próton e um elétron para KoQ como um átomo de hidrogênio, FADH2, estágio pelo qual também continua a condutância do próton dentro do ciclo.

O 4º estágio do ciclo completo de 9 etapas da condutância de prótons dentro do corpo humano se distingue pela transferência de elétrons para o citocromo C sem prótons acompanhantes, que é um dos estágios de continuidade da condutância de prótons dentro do ciclo.

O 5º estágio do ciclo completo de 9 etapas de condutância de prótons dentro do corpo humano é distinguido pela translocação de um próton para o espaço intermembranar da mitocôndria sem acompanhar um elétron, que é um dos estágios anteriores do continuum de condutância de prótons dentro do ciclo.

De acordo com o ciclo completo de 9 etapas de condutância de prótons dentro do corpo humano proposto por Ambaga e Tumen- Ulzii (2015), o 6º estágio do ciclo completo de 9 etapas de condutância de prótons dentro do corpo humano se distingue pela criação de um gradiente de prótons no espaço intercelular das mitocôndrias e a subsequente transferência de prótons para a matriz através da ATP sintase, que desempenha um papel importante na continuidade da condutância de prótons dentro do ciclo.

Além disso, o 7º estágio do ciclo completo de 9 etapas da condutância do próton dentro do corpo humano se distingue pela formação de água metabólica na matriz mitocondriana pela oxidação do próton pelo oxigênio molecular, ou seja, pela protonação do oxigênio molecular pela matriz próton, que é um dos estágios anteriores de continuidade do ciclo de condutância do próton.

Enquanto isso, o 8º estágio do ciclo completo de 9 etapas da condutância de prótons dentro do corpo humano é diferenciado pela difusão do próton da matriz mitocondrial de todas as células e da água metabólica através da membrana plasmática dos glóbulos vermelhos, com a participação da aquaporina canais de proteínas e a entrada de CO_2 de todas as células. Este estágio desempenha um papel crucial no continuum da condutância do próton dentro do ciclo.

Nossa investigação estabeleceu muitas mudanças na condutância normal de elétrons e prótons causadas por desacopladores como rotenona e dinitrofenol no nível de transferência de prótons e elétrons para NADH como átomo de hidrogênio e,

também, no nível da criação de um gradiente de prótons no espaço intercelular das mitocôndrias e na subsequente transferência de prótons para a matriz através da ATP sintase.

Está estabelecido que, no caso da mudança de elétrons e prótons, a condutância normal pelo desacoplador como um inibidor da rotenona do complexo I da cadeia respiratória mitocondrial, um inibidor do transporte do átomo de hidrogênio mitocondrial no nível NADH: ubiquinona oxidoredutase, o significado do pH valor na parte externa dos eritrócitos isolados, a significância do valor do pH após a hemólise parcial dos eritrócitos isolados e a significância do valor do pH após a hemólise completa dos eritrócitos isolados alterados para o lado alcalino.

Sob o efeito do desacoplador rotenona, cuja ação ocorreu no 2º estágio do ciclo completo de 9 etapas da condutância de prótons dentro do corpo humano na forma de bloqueio da transferência de prótons e elétrons para NADH e $FADH_2$ como átomo de hidrogênio, acompanhando a liberação de CO_2, a importância do valor do pH foi alterada para o lado alcalino, ou seja, bloqueio da transferência de prótons e elétrons para o NADH como átomo de hidrogênio, levando a uma diminuição na concentração de prótons livres e problemas relacionados com prótons. acidez dentro do ambiente da membrana eritrocitária.

Enquanto isso, no caso de alteração da condutância normal de elétrons e prótons por desacoplador como dinitrofenol - ionóforo de prótons, a importância do valor do pH na parte externa dos eritrócitos isolados, a importância do valor do pH após a hemólise parcial dos eritrócitos isolados, a importância de o valor do pH após a hemólise completa de eritrócitos isolados sob efeito desacoplador de dinitrofenol, cuja ação ocorreu no 6º estágio do ciclo completo de 9 etapas de condutância de prótons dentro do corpo humano, quando ocorrem os processos como prótons de transporte (cátions de hidrogênio) através das membranas, dissipou o próton

gradiente através das mitocôndrias , a energia do gradiente de prótons menos convertida na produção de ATP, perdida como calor, muda para o lado ácido, ou seja, a dissipação do gradiente de prótons através das mitocôndrias leva ao aumento da concentração de prótons livres, acidez relacionada ao próton dentro dos arredores da membrana eritrocitária.

Enquanto isso, no caso de alteração da condutância normal de elétrons e prótons por desacoplador como oligomicina, a importância do valor do pH na parte externa dos eritrócitos isolados, a importância do valor do pH após a hemólise parcial dos eritrócitos isolados, a importância do valor do pH após a hemólise completa de eritrócitos isolados sob efeito do desacoplador dinitrofenol, cuja ação ocorreu no 6º estágio do ciclo completo de 9 etapas de condutância de prótons dentro do corpo humano como a inibição da ATP sintase bloqueando seu canal de prótons (subunidade Fo), reduzindo de fluxo de prótons para a matriz mitocondrial, alterado para o lado alcalino, ou seja, inibição da ATP sintase bloqueando seu canal de prótons (subunidade Fo), redução do fluxo de prótons para a matriz mitocondrial leva à diminuição da concentração de prótons livres, acidez relacionada ao próton dentro dos arredores da membrana eritrocitária.

8.27. O significado evolutivo das três regulamentações dependentes do estado da membrana e do ciclo completo de nove etapas da condutância de prótons

A vida tornou-se fortemente dependente da presença de prótons e elétrons, que foram formados durante um evento chamado Big Bang, há 15 bilhões de anos. Esses eventos foram conduzidos no nível da membrana, potencial redox, um ciclo de passo completo de condutância de prótons e elétrons dependente do sistema de linha de três estados, ou seja, os prótons e elétrons, que foram formados durante um evento chamado Big Bang através de o processo denominado singularidade há 15 bilhões de anos preparou o cenário para a formação da vida no universo.

(Onde convergem comendo comida e inalando oxigênio)

O significado evolutivo das regulações dependentes de três estados da membrana apareceu nos três domínios da vida como Archaea, Bacteria e Eukarya e gradualmente se especializou, voltando-se para a primeira variante da membrana, potencial redox, uma linha de três estados dependente do sistema, ciclo completo de condutância de prótons.

Archaea são células procarióticas tipicamente caracterizadas por lipídios de membrana que são cadeias ramificadas de hidrocarbonetos ligadas ao glicerol por ligações éter. A presença destas ligações éteres em Archaea aumenta a sua capacidade de suportar temperaturas extremas e condições altamente ácidas . Halófilos, organismos que prosperam em ambientes altamente salgados, e hipertermófilos , organismos que prosperam em ambientes extremamente quentes, são exemplos de Archaea (Victor Sojo et al., 2014).

As bactérias são células procarióticas, assim como Archaea; suas membranas são feitas de cadeias não ramificadas de ácidos graxos ligadas ao glicerol por ligações éster (Victor Sojo et al., 2014).

Organismos do domínio Eukarya são células eucarióticas, ou constituídas por elas, que possuem membranas semelhantes às das bactérias (Victor Sojo et al., 2014).

Este estudo mostra que o potencial redox da membrana, um ciclo completo de nove etapas de condutância de prótons dependente do sistema de linha de três estados formado em ordem cronológica como Archaea, Bacteria e Eukarya durante os últimos 4,4 bilhões de anos, é o resultado da evolução processos.

Neste processo de evolução, se não desenvolvêssemos as cadeias ramificadas de hidrocarbonetos ligadas ao glicerol por ligações éter nos lipídios da membrana das células procarióticas de Archaea nos estágios iniciais da evolução, seria impossível formar formas modernas de membrana com potencial redox, um ciclo completo de nove etapas de condutância de prótons dentro do corpo humano, dependente de um sistema de linha de três estados .

Durante o esclarecimento do significado evolutivo das regulamentações dependentes de três estados da membrana e do ciclo completo de nove etapas da condutância de prótons, estabelecemos que:

Uma delas são as variantes do potencial redox de membrana, um sistema de linha de três estados dependente , ciclo completo de 9 etapas de condutância de prótons. O estado alfa fluido dos potenciais redox de membrana é um ciclo completo de 9 etapas de condutância de prótons dentro do corpo humano, dependente do sistema de linha de três estados, consistindo de ácidos graxos insaturados com altos níveis de potenciais oxi conduzindo o fluxo de prótons e elétrons conforme o processo de evolução resulta.

Além disso, as segundas variantes do potencial redox de membrana, um ciclo completo de 9 etapas de condutância de prótons dependente do sistema de linha de três estados, eram o estado betta sólido dos potenciais redox de membrana, um sistema de linha de três estados dependente, ciclo completo de 9 etapas de condutância de prótons dentro do corpo humano, consistindo principalmente de ácidos graxos saturados, condicionando altos níveis de potenciais vermelhos conduzindo o fluxo de prótons e elétrons como resultado do processo de evolução.

A terceira variante da membrana - potencial redox, um sistema de linha de três estados dependente , ciclo completo de 9 etapas de condutância de prótons, era o estado gama da membrana - potenciais redox, um sistema de linha de três estados dependente, completo 9- ciclo de etapas da condutância de prótons dentro do corpo humano, consistindo na diminuição do conteúdo de ácidos graxos saturados e insaturados, condicionando a diminuição dos níveis de potenciais redoxi conduzindo o fluxo de prótons e elétrons como resultado do processo de evolução.

Quando recentemente descoberto por nós, o sistema denominado "sistema de linha de 3 estados de potencial redoxi de membrana " está posicionado no meio de dois membros, chamados "carboidratos, aminoácidos e ácidos graxos + E2" no lado esquerdo da equação , está criando um sistema completo de três membros.

Neste caso, esta equação torna-se a forma anteriormente inexistente de "carboidratos, aminoácidos , ácidos graxos + 3 linhas de estado do potencial redoxi- membrana como um local muito importante de condução de prótons e elétrons, a partir de cianobactérias formadas durante os últimos 3, 8 bilhões de anos+ E2 = energia (ATP+calor) + N_2O+CO_2"

8.28. Uma nova sugestão sobre a existência de um sistema de linha de três estados com potencial redoxi -membrana entre doadores e aceitadores dentro das células vivas

Qual o papel dos prótons e elétrons no funcionamento normal das células vivas? Durante os 3,8 bilhões de anos que durou a formação da vida no universo, o processo legal de dependência de qualquer forma de processo de vida de prótons e elétrons, que se formaram e se uniram para formar núcleos atômicos há 15 bilhões de anos (Park, 2009).

Mas a equação de reação metabólica das células vivas usada globalmente não refletiu esse evento, que apareceu com a participação de prótons e elétrons.

Desta forma, recentemente, foi necessária uma nova explicação baseada no conhecimento da equação de reação metabólica usada globalmente. Doadores (fonte de glicose de prótons e elétrons) + O_2 (aceitador de prótons) = Energia (ATP + energia térmica) + H_2O + CO_2 é a equação de reações metabólicas usada globalmente.

Mas aqui não pudemos ver essa unidade morfofuncional, através da qual foi conduzido um fluxo normal de prótons e elétrons de doadores para elétrons com a geração de um composto rico em fosfato chamado ATP.

O lado esquerdo da equação é um aceitador de prótons e elétrons, ou oxigênio (02), que passa pela respiração, e carboidrato $C_6H_{12}O_6$, aminoácidos , ácidos graxos, ou um doador de prótons e elétrons que recebe no corpo na forma de alimento.

Enquanto isso, o lado direito da equação mostra "energia: ATP, moléculas de água e dióxido de carbono, que são formados dentro do corpo humano devido a um fluxo normal de prótons e elétrons.

O lado esquerdo da equação tem dois membros, enquanto o lado direito tem três membros, como se a balança tivesse sido fortemente deslocada para o lado direito e o lado esquerdo estivesse sendo mais leve ou faltando alguma

coisa.
É curioso porque a participação do corpo humano ou da célula viva é omitida no lado esquerdo desta equação.
O mundo espera uma explicação significativa da equação acima, à qual falta um elemento muito importante.
Logicamente, portanto, haveria um " sistema regulador principal com muitas estações de reação no lado esquerdo da equação, através do qual o fluxo normal de prótons e elétrons é constantemente conduzido com a formação de ATP e energia térmica.
Mais claramente, esse sistema regulatório facilitaria a explicação de:
1. Meio de reação entre membros $C_6H_{12}O_6$ e $6O_2$
2. Existem três variações distintas na formação de ATP no lado direito da reação.
3. Existem três variações distintas de energia térmica no lado direito da reação.
4. Existem três variações distintas na formação de moléculas metabólicas de água no lado direito da reação.
5. Existem três variações distintas na formação de moléculas de CO_2 no lado direito da reação.
O mundo tem uma definição ou explicação inadequada da fórmula da equação que está sendo usada na medição da cinética da reação metabólica como o fluxo de prótons e elétrons.
Sabe-se que uma quantidade adequada de energia (ATP+calor) não está sendo criada no lado direito da equação, mesmo que carboidratos, aminoácidos e ácidos graxos tenham uma quantidade adequadamente alta no lado esquerdo da equação com o participação direta de um doador de elétrons, prótons. Por que é que? Ainda não há nenhuma resposta.
Sabe-se que, sob certas condições, uma quantidade adequada de energia (ATP + energia térmica) é criada no lado direito usando doadores de elétrons e prótons, mesmo que não haja uma quantidade adequadamente elevada de carboidratos, aminoácidos e gorduras. ácidos como doadores de elétrons e prótons no lado esquerdo da equação. Por que tais condições se formam? Ainda não há nenhuma resposta.
Por que foi formada a ideia de três estados em vez de um estado na linha de três estados da membrana – potencial redoxi ?
Sob certas condições, a relação "ATP:energia térmica" é alterada com a participação direta de um doador de elétrons, os prótons.
- como nível médio de ATP + alta energia térmica = 100% No outono, no meio do dia, é utilizada uma grande quantidade de ácidos graxos insaturados

e a tiroxina aumenta o conteúdo de adrenalina.

- como alto nível de ATP + baixa energia térmica = 100% Na primavera e no meio da noite, uma grande quantidade de ácido graxo saturado e tiroxina é usada, e o conteúdo de adrenalina é reduzido.
- como baixo nível de ATP + baixa energia térmica = menos de 100% em caso de velhice, utiliza-se uma baixa quantidade de ácidos graxos saturados e insaturados . o doador e o aceitante do lado esquerdo existem em três estados.

No entanto, não está escrito em nenhum livro que as 3 mudanças de estado acima estão sendo iniciadas devido a "qual unidade estrutural de função".

Teoricamente, soube-se pela primeira vez que a proporção "oxidação: fosforilação" muda para três estados diferentes dentro do ambiente da equação.

Ficou claro que a relação " oxidação: fosforilação" está mudando para três estados diferentes dentro do ambiente da equação, o que significa que os fluxos de prótons e elétrons estavam mudando para três estados.

Ficou claro que o fluxo de prótons e elétrons mudou para três estados dentro do ambiente da equação, que podem ser expressos como "três estados da razão do potencial redoxi ".

Ficou claro que a proporção do potencial redoxi está mudando para 3 estados dentro da equação do ambiente da reação metabólica, o que significa que existem 3 estados na proporção da estrutura da membrana: ácido saturado, ácido graxo insaturado: Primeira ocorrência: ácido saturado baixo, estado baixo de ácidos graxos insaturados, Segunda ocorrência: alto teor de ácido saturado, estado baixo de ácidos graxos insaturados, Terceira ocorrência: baixo teor de ácido saturado; estado elevado de ácidos graxos insaturados.

Um novo sistema de três estados descoberto dessa forma foi denominado "sistema de linha de três estados de potencial redoxi de membrana ".

Quando o recém-descoberto sistema denominado "sistema de linha de 3 estados de potencial redoxi de membrana " é posicionado no meio de dois membros, chamados "carboidratos, aminoácidos e ácidos graxos + S2", no lado esquerdo da equação, está formando um trio completo.

Neste caso, esta equação torna-se a forma anteriormente inexistente de "carboidratos, aminoácidos , ácidos graxos + 3 linhas de estado do potencial redoxi- membrana como um local muito importante de condução de prótons e elétrons, a partir de cianobactérias formadas durante os últimos 3, 8 bilhões de anos + E2 = energia (ATP + calor) + N_2O + CO_2"

Quase todas as questões anteriormente não resolvidas foram completamente explicadas e totalmente esclarecidas.

No caso de uma reação expressa como $P_6H_{12}O_6$ + 60 $_2$ com dois membros, não ocorreria a formação de energia como ATP, energia térmica, e também de produtos finais como H2O, CO2 no lado direito da reação; em vez disso, o ácido glucurônico e outros produtos seriam formados como resultado da oxidação da molécula de glicose, paralelamente a três variantes de intensidade de prótons e elétrons.

Deve-se dizer que a variante correta da fórmula da equação do equilíbrio químico de três membros para o metabolismo é criada colocando os potenciais redoxi de membrana dos três sistemas de linha de estado de doadores e aceitadores entre a molécula 6P $_{6H12O6}$ e a molécula 60 $_2$ no lado esquerdo. da reação.

Segundo nossa sugestão, o novo modelo de funcionamento do corpo humano apresenta a entrada de doadores e aceitadores de energia pelos 2, 3 e 4 compartimentos do corpo humano, bem como saída de energia para o 4º compartimento, onde estão 5 células principais. as funções ocorrem com base nas 5 estruturas de membrana das células vivas.

O primeiro compartimento é o compartimento de funcionamento normal dos "Doadores + potenciais redox de membrana três: sistema de linha de estado + O_2 + ADP + Pi + H + nH $_{membrana.espaço}$ = (ATP + energia térmica) + H_2O + nH $_{matriz}$ + CO_2"meio de reação.

O segundo compartimento é o compartimento de entrega de aceitadores de elétrons-prótons como oxigênio e doadores de elétrons-prótons como substratos alimentares juntos para 14 trilhões de células vivas para manter o funcionamento normal do sistema de linha de três estados "doadores + potenciais redox de membrana + O_2 + ADP + Pi + H_+ + nH $_{+membrana.espaço}$ = (ATP + energia térmica) + H_2O + nH $_{+matriz}$ + CO_2"meio de reação.

O terceiro compartimento é o compartimento para preservação de alimentos dos doadores de elétrons-prótons na forma de ácidos graxos viscerais e subcutâneos para manter o funcionamento normal do sistema de linha de três estados "Doadores + potenciais redox de membrana + O_2 + ADP + Pi + H^{++} nH^+ $_{membrana.espaço}$ = (ATP + energia térmica) + H_2O + nH^+ $_{matriz}$ + meio de reação CO_2".

O quarto compartimento é a energia, metabólitos (ATP + calor + H_2O + CO_2) formados na parte de utilização do primeiro compartimento para garantir as funções normais implementadas no complexo principal da estrutura da membrana 5 como funções de resposta à informação , processos de despolarização-repolarização no plasma membrana, processos de divisão genético-celular na membrana do núcleo, síntese, ressíntese de proteínas, lipoproteínas nos ribossomos e complexo de membrana microssomal integrado, processos bioenergéticos no complexo de membrana mitocondrial

, processos de bioconversão , biotransformação no complexo de membrana microssomal, síntese, ressíntese e ativação processos dependentes de oxigênio do complexo pereoxissômico - membrana lisossômica.

B.30. O sistema de linha de três estados de membrana -potencial redoxi entre doadores e aceitadores dentro das células vivas é o local de utilização dos átomos de hidrogênio, carbono e oxigênio nas moléculas doadoras $C_xH_yO_z$.

Duas maneiras que conservam energia na forma de ATP (Nick Lane e William F. Martin, 2012) O acoplamento asquimiosmótico via ATP sintases integrais à membrana e fosforilações em nível de substrato de todas as formas de sistemas vivos devem estar intimamente ligados à quantidade de hidrogênio e átomos de carbono em moléculas doadoras e o potencial redox da membrana. Um sistema de linha de três estados depende do ciclo completo de nove etapas da condutância de prótons dentro do corpo humano (M. Ambaga , 2015), bem como do quociente respiratório.

De acordo com Nick Lane e William F. Martin (2012), para que qualquer quantidade de bases semelhantes ao RNA se formasse espontaneamente por meio da química prebiótica para dobrar em massa por meio da replicação, e a bioquímica inicial exigia muito mais fluxo de carbono e energia do que as células modernas, há não há dúvida de que todos esses processos funcionariam adequadamente no caso da formação dependente da evolução do ciclo completo de nove etapas de condutância de prótons dentro do corpo humano (M. Ambaga , 2015) com a participação de átomos de hidrogênio, carbono e oxigênio em moléculas doadoras.

A ATP sintase foi um produto de longa seleção durante as fases iniciais da evolução; é tão universal quanto o ribossomo e apresenta a mesma divisão filogenética profunda entre archaea e bactérias (Mulkidjanian et al., 2007). Aproveitar a energia como gradientes iônicos através das membranas é tão universal quanto o código genético (Nick Lane e William F. Martin, 2012).

Neste contexto, deve ser dito que sem hidrogénio, carbono e átomos de oxigénio nas moléculas dadoras, o significado filogenético do ciclo completo de nove etapas de condutância de protões, da ATP sintase como o ribossoma e dos gradientes de protões através das membranas como o código genético seria estar perdido.

Além de todas essas regulamentações, a manutenção normal do ciclo completo de nove etapas da condutância de prótons dentro do corpo humano (M. Ambaga , 2015) com o envolvimento de átomos de hidrogênio, carbono e oxigênio nas moléculas doadoras.

Mas até recentemente, não houve descobertas na literatura relacionadas à dependência de alguns parâmetros do ciclo completo de 9 etapas da condutância de prótons na quantidade de átomos de hidrogênio, carbono e oxigênio nas moléculas doadoras e no quociente respiratório.

Quociente respiratório é uma razão que indica a relação entre o volume de dióxido de carbono fornecido na respiração e o volume de oxigênio consumido.

No caso da oxidação de moléculas de glicose, $6O_2 + C_6H_{12}O_6 = 6\ CO_2 + 6\ H_2O + 38$ ATP. RER (quociente respiratório) = $VCO_2/VO_2 = 6\ CO_2/6\ O_2 = 1{,}0$.

No caso da oxidação de moléculas de ácidos graxos, $23\ O_2 + C_{16}H_{32}O_2 = 16\ CO_2 + 16\ H_2O + 129$ ATP. RER (quociente respiratório) = $VCO_2/VO_2 = 16\ CO_2/23\ O_2 = 0{,}7$

Podemos ver uma relação mais interessante entre $C_xH_yO_z + (x + y/4 - z/2)\ O_2\ x\ CO_2 + (y/2)$ Fórmula H_2O e RER (quociente respiratório) =

$VCO_2/VO_2 = 6\ CO_2/6\ O_2 = 1{,}0$ no caso de moléculas de glicose e RER (quociente respiratório) = $VCO_2/VO_2 = 16\ CO_2/23\ O_2 = 0{,}7$ no caso de moléculas de ácidos graxos à luz do ciclo completo de 9 etapas da condutância de prótons dentro do corpo humano.

$_2$ liberado no 2º estágio do ciclo completo de 9 etapas da condutância de prótons dentro do corpo humano existe em estreita correlação com C_x (átomo de carbono) nas moléculas doadoras como $C_xH_yO_z$.

No caso da oxidação da molécula de glicose, os resíduos acetil do acetil-Co-A são oxidados a CO_2 através do ciclo de Krebs.

$_2$ liberado no 2º estágio do ciclo completo de 9 etapas da condutância de prótons dentro do corpo humano seria mais aumentada no caso da oxidação de moléculas de ácidos graxos como $C_{16}H_{32}O_2$ em comparação com a oxidação de moléculas de glicose como $C_6H_{12}O_6$; uma elevação deste parâmetro foi observada no caso da codificação mkhris predominante da Medicina Tradicional Tibetana.

B. A quantidade de O_2 que participou do 7º estágio do ciclo completo de 9 etapas da condutância do próton dentro do corpo humano, utilizado para a formação de água metabólica na matriz mitocondriana como oxidação do próton por oxigênios moleculares, ou seja, protonatizado por próton da matriz, existia em estreita dependência com a quantidade de CxHy e em dependência inversa com a quantidade Oz contida nas moléculas doadoras como CxHyO .

A quantidade de O_2 participou do 7º estágio do ciclo completo de 9 etapas de condutância de prótons dentro do corpo humano utilizado para a formação de água metabólica na matriz mitocondriana à medida que a oxidação do próton

por oxigênios moleculares , ou seja , existe protonatização pelo próton da matriz em estreita dependência com a quantidade de $C_x H_y$ em dependência inversa com a quantidade Oz contida nas moléculas doadoras como $C_x H_y O_z$. estaria mais aumentado no caso de oxidação de moléculas de ácidos graxos como $C_{16} H_{32} O_2$ em comparação à oxidação de moléculas de glicose como $C_6 H_{12} O_6$, elevação deste parâmetro observada em caso de predominância da codificação mkhris da Medicina Tradicional Tibetana e existe uma relação mais próxima entre Hy e O_2 participando do 7º estágio do ciclo completo de 9 etapas de condutância de prótons dentro do corpo humano.
A proporção entre a quantidade de $CO_{2\ liberado}$ no 2º estágio do ciclo completo de 9 etapas de condutância de prótons e a quantidade de O_2 que participou do 7º estágio do ciclo completo de 9 etapas de condutância de prótons dentro o corpo humano diminuiu no caso de oxidação de moléculas de ácidos graxos como $C_{16} H_{32} O_2$ em comparação com a oxidação de moléculas de glicose como $C_6 H_{12} O_6$, o que mostra que o H_{32} contido nas moléculas de $C_{16} H_{32} O_2$ serve para explicar a elevação do VO_2 e a diminuição do CO_2 na fórmula VCO_2 /VO_2. Tal situação foi observada no caso da prevalência da codificação mkhris da Medicina Tradicional Tibetana.
A quantidade de H_2O metabólica formada pela oxidação do próton pelo oxigênio molecular e pela protonação do oxigênio molecular pelo próton da matriz no 7º estágio do ciclo completo de 9 etapas da condutância do próton dentro dos humanos existia em
estreita dependência com a quantidade de $Hy_{contido}$ nas moléculas doadoras como $C_x H_y O$ A quantidade de CO_2 entrado por todas as células e exalado do corpo através dos alvéolos (a liberação de dióxido de carbono durante a expiração) no 9º estágio do O ciclo completo de 9 etapas de condutância de prótons dentro do corpo humano existe em estreita dependência com C_x (átomo de carbono) nas moléculas doadoras como $C_x H_y O_z$.
A quantidade de prótons difundidos da matriz mitocondrial de todas as células e a água metabólica que entrou na membrana plasmática dos glóbulos vermelhos com a participação dos canais de proteína aquaporina existiam em estreita dependência da quantidade de Hy (átomo de hidrogênio) contido nas moléculas doadoras como $C_x H_e O_z$.
A quantidade de prótons difundidos da matriz mitocondrial de todas as células e a água metabólica que entrou na membrana plasmática dos glóbulos vermelhos com a participação dos canais de proteína aquaporina existiam em estreita dependência da quantidade de Hy (átomo de hidrogênio) contido nas moléculas doadoras como $C_x H_e O_z$.
A quantidade de prótons combinada com a hemoglobina (geração de HbH), que promove a liberação de oxigênio da hemoglobina e a difusão de oxigênio

para todas as células, condicionando a liberação de prótons e elétrons dos substratos alimentares no 9º estágio do ciclo completo de 9 etapas do a condutância do próton dentro do corpo humano existe em estreita dependência com a quantidade de H_y (átomo de hidrogênio) contida nas moléculas doadoras como $C_xH_yO_z$.

A quantidade de oxigênio que entra no pulmão, que formou a HbO_2 no 9º estágio do ciclo completo de 9 etapas da condutância de prótons dentro do corpo humano, existe em estreita dependência com a quantidade de C_xH_y (átomos de carbono e hidrogênio) e existe em dependência inversa com a quantidade Oz contida nas moléculas doadoras como $C_xH_yO_z$.

A quantidade de prótons translocados para o espaço intermembrana da mitocôndria sem elétrons acompanhantes no 5º estágio do ciclo completo de 9 etapas de condutância de prótons dentro do corpo humano existe em estreita dependência com a quantidade de Hy (átomo de hidrogênio) contido no doador. moléculas como $C_xH_yO_z$.

A quantidade de prótons que participou da criação do gradiente de prótons no espaço intermembranar das mitocôndrias e a subsequente transferência de prótons para a matriz através da ATP sintase no 6º estágio do ciclo completo de 9 etapas da condutância de prótons dentro do corpo humano existia em estreita dependência da quantidade de Hy (átomo de hidrogênio) contido nas moléculas doadoras como $C_xH_yO_z$.

A quantidade de prótons que participou da criação do gradiente de prótons no espaço intermembranar das mitocôndrias e a subsequente transferência de prótons para a matriz através da geração de ATP e formação de energia térmica no 6º estágio do ciclo completo de 9 etapas da condutância de prótons dentro do corpo humano existia em estreita dependência da quantidade de Hy contida nas moléculas doadoras como C_xHy O z.

Revelamos a seguinte lei: existia uma relação completa entre o ciclo completo de 9 etapas da condutância do próton dentro do corpo humano e o $C_xH_yO_z + (x + y/4 - z/2)\ O_2\ xCO2 + (y/2)$ Fórmula H_2O: A quantidade de $CO_{2\ liberado}$ no 2º estágio do ciclo completo de 9 etapas de condutância de prótons dentro do corpo humano é igual ao Cx que existia nas moléculas doadoras como CxHyOz . A quantidade de O_2 participou da 7ª etapa do ciclo completo de 9 etapas da condutância do próton no interior do corpo humano, direcionada à formação de água metabólica na matriz mitocondriana como oxidação do próton pelo oxigênio molecular, ou seja, protonação pela matriz próton , que existia em estreita dependência com a quantidade de CxHy e em dependência inversa com a quantidade Oz contida nas moléculas doadoras como $C_xH_yO_z$. A quantidade de H_2O metabólico formada pela oxidação do próton pelo oxigênio molecular e pela protonação do oxigênio molecular pelo próton da matriz no 7º estágio do ciclo completo de 9 etapas da condutância do próton dentro dos humanos existe em estreita dependência da quantidade de H_y contido nas moléculas doadoras como $C_xH_yO_z$.

A quantidade de CO_2 que entra em todas as células e é expelido do corpo através dos alvéolos (a liberação de dióxido de carbono durante a expiração) no 9º estágio do ciclo completo de 9 etapas da condutância de prótons dentro do corpo humano existe em estreita correlação com C_x nas moléculas doadoras como $C_xH_yO_z$.

A quantidade de prótons difundidos da matriz mitocondrial de todas as células e a água metabólica que entrou na membrana plasmática dos glóbulos vermelhos com a participação dos canais de proteína aquaporina existiam em estreita dependência da quantidade de H_y contida nas moléculas doadoras como $C_xH_yÓ_z$.

A quantidade de prótons combinada com a hemoglobina (geração de HbH), que promove a liberação de oxigênio da hemoglobina e a difusão de oxigênio para todas as células, condicionando a liberação de prótons e elétrons dos substratos alimentares no 9º estágio do ciclo completo de 9 etapas do a condutância do próton dentro do corpo humano existe em estreita dependência com a quantidade de H_y contida nas moléculas doadoras como $C_xH_yO_z$. Na literatura mundial, podemos ver mais sobre o $C_xH_yO_z$ + (x + y/4 - z/2) O_2 xCO2 + (y/2) Fórmula H_2O, mas e quanto à relação entre o ciclo completo de 9 etapas de condutância de prótons dentro do corpo humano e
o $C_xH_eO_z$ + (x + y/4 - z/2) O_2 x CO_2 + (y/2) Fórmula $H_{2O?}$ Há poucos materiais na literatura mundial.

De acordo com o ciclo completo de 9 etapas da condutância de prótons dentro do corpo humano proposto por Ambaga e Tumen- Ulzii (2015), todos os estágios do ciclo completo de 9 etapas de condutância de prótons dentro do corpo humano existem em estreita conexão com o $C_xH_eO_z$ + (x + y/4 - z/2) O_2 xCO2 + (y/2) Fórmula $_{H2O}$.

Mas até agora, não houve publicações de literatura relacionadas à relação entre $C_xH_yO_z$ + (x + y/4 - z/2) O_2 xCO2 + (y/2) Fórmula H_2O e quociente respiratório e o conteúdo de átomos de hidrogênio em moléculas doadoras na estrutura do ciclo completo de 9 etapas de condutância de prótons dentro do corpo humano.

O segundo estágio do ciclo completo de nove etapas da condutância do próton dentro do corpo humano é caracterizado pela transferência de um próton, um elétron, para NADH, FADH2, como um átomo de hidrogênio, acompanhando a liberação de CO2. Neste contexto, a quantidade de átomos de hidrogénio transferidos para NADH, FADH2, está correlacionada com H $_y$ dentro do C $_x$ H $_y$ O $_z$ + (x + y/4 - z/2) O $_2$ x CO $_2$ + (y/2) Fórmula H $_2$ O.

O primeiro estágio do ciclo completo de 9 etapas da condutância de prótons dentro do corpo humano é diferenciado pela liberação de prótons e elétrons de substratos alimentares (carboidratos, aminoácidos e ácidos graxos). Sob a ação indireta do oxigênio liberado do entorno da membrana do eritrócito no 9º estágio, a quantidade de oxigênio utilizado é calculada pela equação (x + y/4 - z/2) O $_2$ dentro do C $_x$ H $_y$ O $_z$ + (x + y/4 - z/2) O $_2$ x CO $_2$ + (y/2) Fórmula H $_2$ O.

O segundo estágio do ciclo completo de nove etapas da condutância do próton dentro do corpo humano é caracterizado pela transferência de um próton, um elétron, para o NADH,

FADH2, como átomo de hidrogênio, acompanhando a liberação de CO2. A quantidade de átomos de hidrogênio transferidos para NADH, FADH2, está correlacionada com H $_y$ dentro do C $_x$ H $_y$ O $_z$ + (x + y/4 - z/2) O $_2$ x CO $_2$ + (y/2) Fórmula H $_2$ O.

O terceiro estágio do ciclo completo de 9 etapas da condutância do próton dentro do corpo humano é caracterizado pela transferência de um próton, um elétron, para KoQ como um átomo de hidrogênio. FADH2, a quantidade de átomo de hidrogênio transferido para KoQ , existe em correlação com H $_y$ dentro de C $_x$ H $_y$ O $_z$ + (x + y/4 - z/2) O $_2$ xCO2 + (y/2) Fórmula H2O.

O 4º estágio do ciclo completo de 9 etapas da condutância de prótons dentro do corpo humano é caracterizado pela transferência de elétrons para o citocromo C sem prótons acompanhantes. A quantidade de elétrons transferidos para o citocromo C KoQ existe em correlação com H $_y$ dentro do C $_x$ H $_e$ O $_z$ + (x + y/4 - z/2) O $_2$ xCO2 + (y/2) Fórmula H2O.

O 5º estágio do ciclo completo de 9 etapas de condutância de prótons dentro do corpo humano é caracterizado pela translocação de um próton para o espaço intermembranar da mitocôndria sem acompanhar um elétron. A quantidade de prótons transferidos para o espaço intermembrana da mitocôndria KoQ existe em correlação com H $_y$ dentro do C $_x$ H $_y$ O $_z$ + (x + y/4 - z/2) O $_2$ xCO2 + (y/2) Fórmula H2O.

O 6º estágio do ciclo completo de 9 etapas da condutância de prótons dentro do corpo humano se distingue pela criação de um gradiente de prótons no espaço intermembranar das mitocôndrias e, após a transferência de prótons para a matriz através da ATP sintase, a criação de um gradiente de prótons neste estágio existe em correlação com H $_y$ dentro do C $_x$ H $_y$ O $_z$ + (x + y/4 - z/2) O $_2$ xCO2 + (y/2) Fórmula H2O.

O 7º estágio do ciclo completo de 9 etapas da condutância do próton dentro do corpo humano se distingue pela formação de água metabólica na matriz mitocondriana pela oxidação do próton pelo oxigênio molecular, ou seja, pela protonação do oxigênio molecular pelo próton da matriz. A quantidade de água metabólica existe em correlação com $_{Hy\ dentro}$ do $C_xH_eO_z + (x + y/4 - z/2)\ O_2\ xCO2 + (y/2)$ Fórmula $_{H2O}$.

O 8º estágio do ciclo completo de 9 etapas de condutância de prótons dentro do corpo humano é diferenciado pela difusão de prótons da matriz mitocondrial de todas as células e da água metabólica através da membrana plasmática dos glóbulos vermelhos, com a participação de canais de proteína aquaporina e a entrada de CO_2 de todas as células. A quantidade de prótons difundidos da matriz mitocondrial de todas as células e de água metabólica através da membrana plasmática dos glóbulos vermelhos existe em correlação com $H_{y\ dentro\ do}$ $C_xH_eO_z + (x + y/4 - z/2)\ O_2\ xCO2 + (y/2)$ Fórmula $_{H2O}$.

O 9º estágio se distingue pela entrada de oxigênio do pulmão, formação de HbO_2, combinação de prótons com hemaglobina (geração de HbH), que promove a liberação de oxigênio da hemaglobina , difusão de oxigênio para todas as células, e liberação de prótons. e elétrons de substratos alimentares. A quantidade de H contida na HbH está correlacionada com $H_{y\ dentro\ de}$ $C_xH_yO_z + (x + y/4 - z/2)\ O_2\ xCO2 + (y/2)$ Fórmula $_{H2O}$.

O ciclo completo de nove etapas de condutância de elétrons e prótons dentro do corpo humano, que inclui vias metabólicas bem conhecidas, como a glicólise, o ciclo de Krebs, a oxidação beta de ácidos graxos e a oxidação de aminoácidos, foi conectado com todos os parâmetros do $C_xH_eO_z + (x + y/4 - z/2)\ O_2\ xCO2 + (y/2)$ Fórmula $_{H2O}$.

Revelamos a seguinte relação entre o ciclo completo de 9 etapas da condutância de prótons dentro do corpo humano e o $C_xH_yO_z + (x + y/4 - z/2)\ O_2\ x\ CO_2 + (y/2)\ H_2O$ fórmula:

$_2$ liberado no 2º estágio do ciclo completo de 9 etapas da condutância de prótons dentro do corpo humano existe em correlação com C_x nas moléculas doadoras como $C_xH_yO_z$.

A quantidade de O_2 participou do 7º estágio do ciclo completo de 9 etapas da condutância do próton dentro do corpo humano, que foi utilizado para a formação de água metabólica na matriz mitocondriana como a oxidação do próton pelo oxigênio molecular, ou seja, protonação por próton da matriz, existia em estreita correlação com a quantidade de CxHyin dependência reversa com a quantidade Oz contida nas moléculas doadoras como $C_xH_yO_z$.

A quantidade de H_2O metabólico formada pela oxidação do próton pelo oxigênio molecular e pela protonação do oxigênio molecular pelo próton da matriz no 7º estágio do ciclo completo de 9 etapas da condutância do próton dentro dos humanos existe em estreita correlação com a quantidade de H_y contido nas moléculas doadoras como $C_xH_yO_z$. D. A quantidade de CO_2 exalada entrado por todas as células e excalado através dos alvéolos (a liberação de dióxido de carbono durante a expiração) no 9º estágio do ciclo completo de 9 etapas de condutância de prótons dentro do corpo humano existe em correlação com C_x nas moléculas doadoras como $C_xH_eO_z$.

A quantidade de prótons difundidos da matriz mitocondrial de todas as células e a água metabólica que entrou na membrana plasmática dos glóbulos vermelhos com a participação dos canais de proteína aquaporina existiam em estreita dependência da quantidade de H_y contida nas moléculas doadoras como $C_xH_yÓ_z$.

A quantidade de prótons difundidos da matriz mitocondrial de todas as células e água metabólica entrou na membrana plasmática dos glóbulos vermelhos com o

a participação dos canais proteicos da aquaporina existia em estreita dependência da quantidade de Hy contida nas moléculas doadoras como C_xHy

OZ.

A quantidade de prótons combinada com a hemoglobina (geração de HbH), que promove a liberação de oxigênio da hemoglobina e a difusão de oxigênio para todas as células, condicionando a liberação de prótons e elétrons dos substratos alimentares no 9º estágio do ciclo completo de 9 etapas do a condutância do próton dentro do corpo humano existe em estreita dependência com a quantidade de H_y contida nas moléculas doadoras como $C_xH_yO_z$.

A quantidade de oxigênio que entrou no pulmão e formou HbO_2 no 9º estágio do ciclo completo de 9 etapas de condutância de prótons dentro do corpo humano existe em estreita dependência com a quantidade de CxHy e em dependência inversa com a quantidade de Oz contida no moléculas doadoras como $C_xH_yO_z$.

A quantidade de prótons translocados para o espaço intermembrana das mitocôndrias sem elétrons acompanhantes no 5º estágio do ciclo completo de 9 etapas da condutância de prótons dentro do corpo humano existe em estreita correlação com a quantidade de Hy contida nas moléculas doadoras como $C_xH_eO_z$.

J. A quantidade de prótons que participaram da criação do gradiente de prótons no espaço intermembranar das mitocôndrias e a subsequente transferência de prótons para a matriz através da ATP sintase no 6º estágio do ciclo completo de 9 etapas de condutância de prótons dentro do corpo humano existe em estreita correlação com a quantidade de Hy contida nas moléculas doadoras como $C_x Hy_{OZ}$.

K. A quantidade de prótons que participaram da criação do gradiente de prótons no espaço intermembranar das mitocôndrias e a subsequente transferência de prótons para a matriz através da geração de ATP e formação de energia térmica no 6º estágio do ciclo completo de 9 etapas de condutância de prótons dentro do corpo humano
existia em estreita dependência com a quantidade de Hy contida nas moléculas doadoras como $C_x H_y O_z$.

8.31. O papel das estruturas de membrana nos processos bioenergéticos conduzidos na membrana: potencial redox, um sistema de linha de três estados dependente , ciclo completo de nove etapas de condutância de prótons

De acordo com Nick Lane e William F.Martin -Os lipídios Archaeal são tipicamente compostos de cadeias isoprenóides ligadas por ligações éter a uma estrutura sn -glicerol-1-fosfato (G1P), enquanto os lipídios bacterianos são tipicamente compostos de ácidos graxos em ligação éster a um esqueleto sn-glicerol-3-fosfato (G3P).

A adição de um grupo de cabeça glicerol-fosfato reduz substancialmente a permeabilidade de prótons, uma vez que o grupo de cabeça polar não pode cruzar o interior hidrofóbico da membrana e os fosfolipídios de archaea e bactérias incorporam diferentes estereoisômeros de fosfato de glicerol (Nick Lane e William F. Martin 2012). Todas essas mudanças, em nossa opinião, desempenharam um papel crucial na criação de um sistema bioenergético tão poderoso como o potencial redox de membrana, um ciclo completo de nove etapas de condutância de prótons dentro do corpo humano, dependente do sistema de linha de três estados (Ambaga e Tumen- Ulzii , 2015).

Todos os processos que ocorrem no 6º estágio do ciclo completo de 9 etapas da condutância de prótons dentro do corpo humano existem em estreita relação com esses eventos, já que toda a energia que os sistemas biológicos usam é, em última análise, aproveitada através do acoplamento quimiosmótico através das membranas (Nick Lane e William F. . Martinho, 2012).

A bioenergética das membranas é universal, mas as membranas fosfolipídicas das arquéias e das bactérias - os ramos mais profundos da árvore da vida - são fundamentalmente diferentes (Nick Lane e William F. Martin, 2012). De acordo com nossas opiniões, o continuum evolutivo dessas estruturas de membrana é a membrana-redox potencial, um ciclo completo de nove etapas de condutância de prótons dentro do corpo humano, dependente do sistema de linha de três estados (Ambaga e Tumen- Ulzii , 2015).

Uma membrana de bicamada lipídica é, sem dúvida, necessária para o funcionamento de proteínas de membrana, como ATPase e Ech (Nick Lane e William F. Martin 2012) e para as necessidades bioenergéticas dos três domínios da vida, como arqueas, bactérias e eucariotos intimamente ligados ao potencial redox de membrana, um sistema de linha de três estados pertencente a alguns estágios correspondentes do ciclo completo de nove etapas da condutância do próton (Ambaga e Tumen- Ulzii , 2015). Estudos filogenéticos recentes mostram que os eucariotos são derivados secundariamente; são quimeras genômicas, decorrentes de uma endossimbiose entre uma bactéria e uma célula hospedeira de arquea (Victor Sojo, Andrew Pomiankowski e Nick Lane, 2015). Deve-se dizer que as necessidades bioenergéticas dos eucariotos são basicamente consumidas pelo potencial redox da membrana, um ciclo completo de nove etapas de condutância de prótons dentro do corpo humano, dependente do sistema de linha de três estados (Ambaga e Tumen- Ulzii , 2015).

As cadeias laterais de fosfolipídios de 9 etapas são tipicamente isoprenarchaea , archaea e abactérias gordurosas, isto é , archaealarchaeal lipídios sn-glicerol-1-fosfato (glicerol-1-fosfato-desidrogenase) ogenase) grupo de cabeça, enquanto as bactérias usam a estrutura de espelho sn-glicerol -3-fosfato (glicerol-3-fosfato-desidratado (Nick) Laneck Lane e William F.Martin 201theut cujo evolucontinuumohasuum foi repetido na membrana -redox potencial redox , um sistema de linha de três estados, pertencente a alguns estágios correspondentes do ciclo completo de 9 etapas de condutância de prótons dentro do corpo humano (Ambaga e Tumen- Ulzii , 2015).

Mas, até agora, não houve nenhuma descoberta na literatura relativa ao significado das estruturas de membrana nos processos bioenergéticos que ocorrem no ciclo completo de nove etapas da condutância de prótons dentro do corpo humano.

Na literatura mundial, podemos ver mais sobre transporte e condutância de elétrons, mas e a circulação de prótons? Toda a informação é limitada pela termina como translocação de prótons entre a matriz mitocondrial e o espaço intermembrana, mas após nossa nova sugestão como potencial redox de membrana, um ciclo completo de condutância de prótons dentro do corpo humano, dependente do sistema de linha de três estados (Ambaga e Tumen- Ulzii , 2015) iniciou o uso da terminologia como condutância de prótons.

Todos esses processos relacionados à condutância de prótons são conduzidos com a participação de estruturas de membrana pertencentes ao potencial redox de membrana, um ciclo completo de nove etapas de condutância de prótons dentro do corpo humano, dependente do sistema de linha de três estados.

De acordo com o ciclo completo de 9 etapas de condutância de prótons dentro do corpo humano proposto por Ambaga e Tumen- Ulzii (2015), o 6º estágio do ciclo completo de 9 etapas de condutância de prótons dentro do corpo humano se distingue pela criação de um gradiente de prótons no espaço intercelular da mitocôndria e a subsequente transferência de um próton para a matriz através da ATP sintase.

A ATP sintase foi um produto de longa seleção durante as primeiras fases da evolução, mas, como outras proteínas, é tão universal quanto o ribossomo e apresenta a mesma divisão filogenética profunda entre archaea e bactérias (Nick Lane e William F. Martin, 2012). e aproveitar a energia como gradientes de íons através das membranas é tão universal quanto o código genético (Nick Lane e William F. Martin, 2012), devido à participação de estruturas de membrana pertencentes ao potencial redox da membrana, uma linha de três estados dependente do sistema, completa ciclo de nove etapas de condutância de prótons dentro do corpo humano (Ambaga e Tumen- Ulzii , 2015).

archaeaopenions , erol-1-fosfato de aPor nossas aberturas, o gradiente inter-membranar criativo no inter- membro subsequente das mitocôndrias e a seguinte transferência de próton para matr6 através da ATP sintase 9-passo-ésimo estágio do 9 passo completo O modelo da condutância de prótons dentro do corpo humano seriam fatos evolutivos iniciais . De acordo com os fatos que, de acordo com Nick Lane e William F. Martin, e William F.Martin - os lipídios Archaeal são tipicamente compostos de cadeias isoprenóides ligadas por ligações éter a uma estrutura sn - glicerol-1-fosfato (G1P), enquanto os lipídios bacterianos são tipicamente composto de ácidos graxos em ligação éster a um esqueleto sn-glicerol-3-fosfato (G3P).

A adição de um grupo de cabeça glicerol-fosfato reduz substancialmente a permeabilidade de prótons, uma vez que o grupo de cabeça polar não pode cruzar o interior hidrofóbico da membrana e os fosfolipídios de archaea e bactérias incorporam diferentes estereoisômeros de fosfato de glicerol (Nick Lane e William F. Martin 2012). Todas essas mudanças, em nossa opinião, desempenharam um papel crucial na criação de um sistema bioenergético tão poderoso como o potencial redox de membrana, um ciclo completo de nove etapas de condutância de prótons dentro do corpo humano, dependente do sistema de linha de três estados (Ambaga e Tumen- Ulzii , 2015).

Todos os processos que ocorrem no 6º estágio do ciclo completo de 9 etapas da condutância de prótons dentro do corpo humano existem em estreita relação com esses eventos, já que toda a energia que os sistemas biológicos usam é, em última análise, aproveitada através do acoplamento quimiosmótico através das membranas (Nick Lane e William F. . Martinho, 2012).

Até recentemente, por um lado, ninguém questionava sobre qual lado das células e do corpo movia a matriz nH + que não participava da formação da água metabólica e, por outro lado, ninguém questionava como os íons de hidrogênio, que combinado com a hemoglobina , promove a liberação de oxigênio de hemaglobina , são liberados da hemaglobina , o que promove a captação de oxigênio pela hemaglobina para os eritrócitos.

Nós elucidamos todos esses processos propondo a idéia do potencial redox de membrana existente, um ciclo completo de nove etapas de condutância de prótons dentro do corpo humano, dependente do sistema de linha de três estados (Ambaga e Tumen- Ulzii , 2015). O 9º estágio se distingue pela entrada de oxigênio do pulmão, formação de HbO_2, combinação de prótons com hemaglobina (geração de HbH), que promove a liberação de oxigênio da hemaglobina , difusão de oxigênio para todas as células, e liberação de prótons. e elétrons de substratos alimentares.

Todos os processos que ocorrem nesta fase do ciclo completo de nove etapas da condutância de prótons dentro do corpo humano são conduzidos de acordo com processos legais, como o transporte de oxigênio do órgão respiratório (pulmão) para os tecidos periféricos (células) e o transporte de carbono. dióxido e prótons dos tecidos periféricos (células) para o órgão respiratório (pulmão) para posterior excreção.

O 9º estágio do potencial redox da membrana, um sistema de linha de três estados dependente , ciclo completo de 9 etapas de condutância de prótons dentro do corpo humano (Ambaga e Tumen- Ulzii , 2015), é distinguido por estes fatos: depois que a hemoglobina se liga ao oxigênio nos pulmões devido às altas concentrações de oxigênio, facilita sua liberação nos tecidos, principalmente nos tecidos que mais necessitam de oxigênio.

No 9º estágio do ciclo completo de 9 etapas da condutância de prótons dentro do corpo humano (Ambaga e Tumen- Ulzii , 2015), os íons de hidrogênio se combinam com a hemoglobina , o que promove a liberação de oxigênio da hemoglobina . Além disso, os íons hidrogênio são liberados da hemoglobina , o que promove a captação de oxigênio pela hemoglobina .

Por nossa sugestão, a capacidade tampão do entorno da membrana eritrocitária em relação aos prótons livres, formados na condutância de prótons e elétrons é o processo implementado dentro do ciclo completo de 9 etapas de condutância de prótons dentro do corpo humano proposto por Ambaga e Tumen -Ulzii (2015 , 2016) levando à reutilização de prótons difundidos da matriz mitocondrial de todas as células para a membrana plasmática das hemácias com geração de HbH que promove a liberação de oxigênio da hemoglobina , difusão de oxigênio para todas as células condicionando a liberação de prótons, mas participação de eritrócitos ambiente de membrana na regulação de prótons livres e oxigênio, dióxido de carbono, moléculas de água formadas durante o funcionamento do ciclo completo de 9 etapas de condutância de elétrons e prótons dentro do corpo humano, menos elucidado na literatura científica. Nesse sentido, estamos propondo uma nova sugestão sobre as regulamentações existentes, denominada capacidade tampão do entorno da membrana eritrocitária em relação aos prótons livres, formados no Ciclo Completo de Condutância de Prótons e Elétrons no interior do Corpo Humano.

A capacidade tampão do entorno da membrana eritrocitária em relação aos prótons livres, formada no ciclo completo de condutância de prótons e elétrons dentro do corpo humano, apareceria nos estágios 8-9 do ciclo completo como a difusão do próton da matriz mitocondrial de todas as células e água metabólica através da membrana plasmática dos glóbulos vermelhos também entrada de CO_2 de todas as células e entrada de oxigênio do pulmão, formação de HbO_2 , combinação de prótons com hemoglobina (geração de HbH) que promove a liberação de oxigênio de hemaglobina , difusão de oxigênio para todas as células condicionando a liberação de próton, elétron de substratos alimentares no estágio 1 também próton liberado da hemaglobina promove a captação de oxigênio pela hemaglobina .

A quantidade de átomos de hidrogênio (próton e elétron juntos) que existiam no doador (substratos alimentares) na primeira etapa deste ciclo teria influência notável na capacidade tamponante do entorno da membrana eritrocitária em relação aos prótons livres, formados no ciclo completo de condutância de prótons e elétrons e intensidade da reação porque mais átomos de hidrogênio, mais gradientes de prótons, ATP no sexto estágio do ciclo e mais prótons livres dentro dos arredores da membrana eritrocitária.

A quantidade de prótons livres dentro do ambiente da membrana eritrocitária em 9 estágios do ciclo teria uma influência notável na capacidade tampão do ambiente da membrana eritrocitária em relação aos prótons livres formados no ciclo completo de condutância de prótons e elétrons e na velocidade de difusão do oxigênio para 14 trilhões de células, ou seja, mais prótons livres dentro dos arredores da membrana eritrocitária, mais fornecimento de oxigênio às células do corpo.

A quantidade de prótons livres dentro do entorno da membrana eritrocitária teria uma influência notável na capacidade tampão do entorno da membrana eritrocitária e, dessa forma, na velocidade de exalação do dióxido de carbono do corpo, ou seja, mais prótons livres dentro do arredores da membrana dos eritrócitos e mais dióxido de carbono do corpo humano.

A intensidade da difusão do oxigênio para 14 trilhões de células teria uma influência notável na capacidade tampão do entorno da membrana eritrocitária em relação aos prótons livres, formados no ciclo completo de condutância de prótons e elétrons dentro do corpo humano – isto é, mais oxigênio , maior liberação de hidrogênio dos doadores (substratos alimentares) e mais prótons livres no entorno da membrana eritrocitária.

O aumento da intensidade do processo nas últimas nove etapas deste ciclo, na forma de aumento na captação de oxigênio pelo corpo humano, é acompanhado por um

mudança notável na capacidade tampão do entorno da membrana eritrocitária em relação aos prótons livres e, dessa forma, a liberação de prótons e elétrons dos doadores na primeira etapa deste ciclo pode aumentar a intensidade da liberação de prótons no eritrócito entorno da membrana.

A prevalência do estado alfa fluido com altos potenciais de oxidação no sistema de linha de três estados dos potenciais redox de membrana leva a uma mudança na capacidade tampão do entorno da membrana eritrocitária em relação aos prótons livres e, dessa forma, à intensificação da a difusão de oxigênio para 14 trilhões de células e um aumento na intensidade da liberação de prótons e elétrons dos doadores na primeira etapa deste ciclo, mais conversão de gradientes de prótons em energia térmica no sexto estágio deste ciclo, e mais prótons livres no entorno da membrana eritrocitária.

A prevalência do estado betta sólido com altos potenciais redutores no sistema de linha de três estados dos potenciais redox de membrana leva a uma alteração na capacidade tampão do entorno da membrana eritrocitária em relação aos prótons livres e, desta forma, ao abaixamento de a difusão de oxigênio para 14 trilhões de células e a uma diminuição da intensidade da liberação de prótons e elétrons dos doadores na primeira etapa deste ciclo e mais conversão de gradientes de prótons em ATP no 6º estágio deste ciclo e a mudança de os prótons livres nos arredores da membrana eritrocitária.

A prevalência de estados gama com baixos potenciais redox no sistema de linha de três estados de potenciais redox de membrana leva a uma mudança na capacidade tampão do entorno da membrana eritrocitária em relação aos prótons livres e, dessa forma, aos doadores menos protonizados na primeira fase deste ciclo e a uma redução da difusão de oxigênio para 14 trilhões de células e a intensidade da liberação de prótons e elétrons dos doadores na primeira etapa deste ciclo, menor conversão de gradientes de prótons em ATP e energia térmica no 6º estágio deste ciclo, e menos prótons livres no entorno da membrana eritrocitária.

8.32. A coincidência entre as teorias abstratas de rlung , mkhris , badgan e potencial redox de membrana, um sistema de linha de três estados - ciclo completo de nove etapas de condutância de prótons dentro do corpo humano

O estado alfa fluido do MS, consistindo de ácidos graxos insaturados com altos níveis de potenciais oxi ajustados para conduzir o aumento do fluxo de prótons e elétrons, formado durante um evento chamado Big Bang há 15 bilhões de anos, está associado à teoria abstrata de Mkhris. da Medicina Tradicional (MT), que se distingue pelo óleo quente, quente e pelas características externas agudas.

O estado betta sólido do MS, consistindo principalmente de ácidos graxos saturados e altos níveis de potenciais vermelhos ajustados para conduzir o fluxo diminuído de prótons e elétrons, formado durante um evento chamado Big Bang há 15 bilhões de anos, está associado à teoria abstrata de Badgan da TM, que se distingue pelo óleo frio e frio e pelas características externas estúpidas.

O estado gama do MS, que consiste na diminuição do conteúdo de ácidos graxos saturados e insaturados e no condicionamento dos níveis diminuídos de potenciais redoxi ajustados para conduzir o fluxo lento de prótons e elétrons, formado durante um evento chamado Big Bang, há 15 bilhões de anos, está associado com a teoria abstrata do pulmão da MT, que se distingue por características externas leves, móveis, não oleosas e frias.

Esta nova teoria acima mencionada sobre a existência de um sistema de linha de três estados de regulação do potencial redoxi de membrana entre doadores e aceitadores dentro de células vivas abrirá um amplo caminho na ciência médica e biológica moderna, tanto em termos de inovação teórica como também de aplicá-lo nas práticas de ensino e educação.

Estamos desenvolvendo uma tendência teórica principalmente nova baseada em novos conhecimentos que nos permitem explicar a essência dos processos biológicos mais importantes que ocorreram nas células vivas em conexão com reações metabólicas, em paralelo com três variantes de intensidade de prótons e elétrons, formadas durante um evento chamado Big Bang há 15 bilhões de anos.

8.33. Os potenciais redox de membrana dependem do sistema de linha de três estados ; o ciclo completo de nove etapas da condutância de prótons é a fórmula metabólica universal; e o desenvolvimento de todo o pensamento médico durante os últimos 3.000 anos

O significado evolutivo das regulações dependentes de três estados da membrana apareceu nos três domínios da vida como Archaea, Bacteria e Eukarya e gradualmente se especializou, voltando-se para a primeira variante da membrana, potencial redox, uma linha de três estados dependente do sistema completo ciclo de etapas da condutância do próton.

A existência de vida tornou-se fortemente dependente da presença de prótons e elétrons, que foram formados durante um evento chamado Big Bang, há 15 bilhões de anos, e foram conduzidos ao nível do potencial redox de membrana. Um ciclo de etapas completas de condutância de prótons e elétrons, dependente do sistema de linha de três estados , ou seja, os prótons e elétrons, que foram formados durante um evento chamado Big Bang através do processo denominado singularidade há 15 bilhões de anos, preparou o cenário para o formação da vida no universo.

Neste contexto, os potenciais redox de membrana, um sistema de linha de três estados - dependente - do ciclo completo de nove etapas da condutância de prótons dentro do corpo humano - serviram como base material objetiva de todo o pensamento médico formado durante os últimos 3.000 anos, durante onde se formou todo o conhecimento médico, incluindo, num primeiro momento, a medicina tradicional, em segundo lugar, a medicina moderna e, em terceiro lugar, a medicina NCM.

Os 4 compartimentos do corpo humano e os 10 sistemas funcionais do corpo humano foram formados durante 4,4 bilhões de anos - os estágios básicos de evolução e desenvolvimento para garantir as funções normais dos potenciais redox de membrana , sistema de linha de três estados- ciclo completo e dependente de nove etapas de condutância de prótons - uma vez que preparou o cenário para a formação da vida no universo.

Esta é a razão pela qual o sistema de linha de três estados dos potenciais redox de membrana dependente - o ciclo completo de nove etapas da condutância de prótons dentro do corpo humano - tornou-se a equação metabólica universal para as quatro atividades básicas de todos os sistemas médicos, como o que é o segredo da existência normal do corpo humano, qual é a razão da perturbação da existência normal do corpo humano, como revelar a perturbação da existência normal do corpo humano e como tratar a perturbação do normal existência do corpo humano sem quaisquer consequências no âmbito de todas as atividades de todos os sistemas

médicos, incluindo a medicina tradicional, a medicina moderna e a medicina NCM.
Durante os últimos 3.000 anos, pesquisadores de todos os sistemas médicos, incluindo a medicina tradicional, a medicina moderna e a medicina NCM, tentaram encontrar a resposta certa para principalmente quatro questões: qual é o segredo da existência normal do corpo humano, qual é o razão para a perturbação da existência normal do corpo humano, como revelar a perturbação da existência normal do corpo humano e como tratar a perturbação da existência normal do corpo humano sem quaisquer consequências.
Além disso, os pesquisadores de todos os tempos durante os últimos 3.000 anos tentaram encontrar a equação metabólica universal, que pode ser usada para elucidar as quatro questões acima mencionadas principalmente: qual é o segredo da existência normal do corpo humano, qual é a razão para a perturbação da existência normal do corpo humano, como revelar a perturbação da existência normal do corpo humano e como tratar a perturbação da existência normal do corpo humano sem quaisquer consequências.
Uma delas é uma variante daquela equação metabólica universal que pode ser usada para elucidar principalmente as quatro questões acima mencionadas: qual é o segredo da existência normal do corpo humano, qual é a razão para a perturbação da existência normal do ser humano? corpo e como revelar a perturbação da existência normal do corpo humano. os potenciais redox de membrana dependentes do sistema de linha de três estados - ciclo completo de 9 etapas de condutância de prótons dentro do corpo humano porque aqui existe ATP sintase, que é universal como ribossomo, onde criado gradiente de prótons, que é universal como código genético, onde ocorreu final destinos metabólicos dos átomos de C, H, O contidos nas moléculas dos alimentos, onde ocorreu a utilização completa das moléculas de oxigênio, onde ocorreu a formação final de dióxido de carbono e energia térmica.
Deve-se dizer que as principais atividades de todos os sistemas médicos, incluindo a medicina tradicional, a medicina moderna e a medicina NCM, concentram-se nos quatro problemas principais: primeiro, o estudo da essência da existência normal do corpo humano; segundo, o estudo da essência da provocação de processos patológicos ao perturbar a existência normal do corpo humano; terceiro, o diagnóstico de processos patológicos perturbados; e quarto, como tratar os processos patológicos diagnosticados.
Os médicos que trabalham no campo da medicina tradicional e que se dedicaram às quatro atividades acima mencionadas durante os últimos 3.000

anos usaram a teoria da vida (Lung, Mkhris , Badgan) para decidir os quatro problemas principais acima mencionados.
Mas por trás de todas essas imaginações em torno de Living rLung , Mkhris e Badgan estão todas as regulamentações devido aos potenciais redox da membrana, ciclo completo de nove etapas de condutância de prótons dentro do corpo humano, dependente do sistema de linha de três estados.
Os médicos que trabalham no campo da medicina moderna, que também se dedicaram às quatro atividades acima mencionadas durante os últimos 500 anos desde a descoberta das células vivas por Robert Hooke (1665), usaram a teoria das células vivas para decidir as quatro acima mencionadas. principais problemas.
Mas por trás de todas essas funções baseadas em células estão todas as regulamentações, devido aos potenciais redox de membrana dependentes do sistema de linha de três estados - o ciclo completo de nove etapas da condutância de prótons dentro do corpo humano.
Os médicos que trabalham no campo da medicina NCM também se envolveram nas quatro atividades mencionadas acima durante os últimos 30 anos desde a descoberta dos potenciais redox de membrana, ciclo completo de 9 etapas de condutância de prótons dependente do sistema de linha de três estados dentro do corpo humano. Essas atividades são realizadas todos os dias usando nossa teoria como o ciclo completo de 9 etapas da condutância de prótons dentro do corpo humano, além das teorias do pulmão vivo, Mkhris , Badgan da medicina tradicional e também da teoria das células vivas da medicina moderna. .
A Medicina NCM postulou que:
À luz da medicina NCM, a essência da existência normal do corpo humano é estabelecida através da verificação dos parâmetros normais de todos os membros do corpo humano.
potenciais redox de membrana dependentes do sistema de linha de três estados - o ciclo completo de nove etapas da condutância de prótons dentro do corpo humano como a fórmula metabólica universal e os quatro compartimentos e 10 sistemas funcionais do corpo humano - e, além disso, usando a teoria do pulmão vivo, Mkhris , Badgan da Medicina Tradicional Tibetana e também usando todos os parâmetros da teoria das células vivas da medicina moderna.
À luz da medicina tradicional tibetana, a essência da existência normal do corpo humano é um equilíbrio normal entre os vivos rLung , Mkhris e Badgan , mas a base científica desta imaginação da medicina tradicional está intimamente ligada aos parâmetros normais de todos os membros. dos

potenciais redox de membrana , dependente do sistema de linha de três estados - o ciclo completo de nove etapas de condutância de prótons dentro do corpo humano como a fórmula metabólica universal e quatro compartimentos - e 10 sistemas funcionais do corpo humano.

À luz da medicina moderna, a essência da existência normal do corpo humano deve-se à criação de parâmetros normais para todas as regulações das células vivas, mas a base científica desta explicação está intimamente ligada aos parâmetros normais de todos os membros do potenciais redox de membrana, que dependem do sistema de linha de três estados - o ciclo completo de nove etapas de condutância de prótons dentro do corpo humano e quatro compartimentos, ou 10 sistemas funcionais do corpo humano.

À luz da medicina NCM, o estabelecimento da perturbação da existência normal do corpo humano é realizado através da revelação da alteração patológica dos parâmetros normais de todos os membros dos potenciais redox de membrana, dependentes do sistema de linha de três estados, ciclo completo de 9 etapas de condutância de prótons dentro do corpo humano como a fórmula metabólica universal e 4 compartimentos, 10 sistemas funcionais do corpo humano e, além disso, por

utilizando a teoria do pulmão vivo, Mkhris , Badgan da Medicina Tradicional Tibetana, e também utilizando todos os parâmetros da teoria das células vivas da Medicina Moderna.

À luz da medicina tradicional tibetana, a essência da perturbação da existência normal do corpo humano é a mudança patológica do equilíbrio normal entre o pulmão vivo, Mkhris e Badgan , mas a base científica desta imaginação tradicional está intimamente ligada com os parâmetros perturbados de todos os membros dos potenciais redox de membrana, dependentes do sistema de linha de três estados, o ciclo completo de condutância de prótons dentro do corpo humano como a fórmula metabólica universal e quatro sistemas complementares 10 funcionais do corpo humano.

À luz da medicina moderna, a essência da perturbação da existência normal do corpo humano é a alteração patológica dos parâmetros normais de todas as regulações das células vivas, mas a base científica da alteração patológica dos parâmetros normais das células vivas está intimamente ligada com os parâmetros perturbados de todos os membros dos potenciais redox de membrana, dependente do sistema de linha de três estados, o ciclo completo de nove etapas de condutância de prótons dentro do corpo humano como a fórmula metabólica universal, e os quatro sistemas complementares, 10 funcionais do corpo humano.

1. À luz da medicina NCM, a essência do diagnóstico da perturbação da

existência normal do corpo humano é o estabelecimento da alteração patológica dos parâmetros normais de todos os membros dos potenciais redox de membrana , sistema de linha de três estados ciclo completo de 9 etapas de condutância de prótons dentro do corpo humano e 4 compartimentos, 10 sistemas funcionais do corpo humano e, além disso, usando a teoria do pulmão vivo, Mkhris ,
Badgan da Medicina Tradicional Tibetana e também usando todos os parâmetros da teoria das células vivas da medicina moderna.
À luz da medicina tradicional tibetana, a essência do diagnóstico da perturbação da existência normal do corpo humano é o estabelecimento da mudança patológica do equilíbrio normal entre rLung vivo , Mkhris e Badgan , mas a base científica deste a imaginação tradicional está intimamente ligada ao diagnóstico dos parâmetros perturbados de todos os membros da membrana: potenciais redox, dependentes do sistema de linha de três estados, o ciclo completo de nove etapas da condutância de prótons dentro do corpo humano e quatro compartimentos, ou 10 funcionais sistemas do corpo humano.
À luz da medicina moderna, a essência do diagnóstico da perturbação da existência normal do corpo humano é o estabelecimento da alteração patológica dos parâmetros normais de todas as regulações das células vivas, mas a base científica do diagnóstico da alteração patológica do normal parâmetros de células vivas estão intimamente ligados ao diagnóstico de parâmetros perturbados de todos os membros dos potenciais redox de membrana, dependentes do sistema de linha de três estados, ciclo completo de nove etapas de condutância de prótons dentro do corpo humano e quatro compartimentos, ou 10 funcionais sistemas do corpo humano.
À luz da medicina NCM, a essência do tratamento da perturbação da existência normal do corpo humano é a correção da alteração patológica dos parâmetros normais de todos os membros do sistema de linha de três estados dos potenciais redox de membrana dependentes - o ciclo completo de nove etapas de condutância de prótons dentro do corpo humano e quatro compartimentos - e os 10 sistemas funcionais do corpo humano. Além disso, usando a teoria do pulmão vivo, Mkhris , Badgan da Medicina Tradicional Tibetana e também usando todos os parâmetros da teoria das células vivas da medicina moderna. a existência normal do corpo humano é a correção da mudança patológica do equilíbrio normal entre rLung , Mkhris e Badgan vivos , mas a base científica desta imaginação tradicional está intimamente ligada à correção dos parâmetros perturbados de todos os membros da membrana -potenciais redox: dependentes do sistema de três linhas de estado,

o ciclo completo de nove etapas de condutância de prótons dentro do corpo humano e quatro compartimentos, ou 10 sistemas funcionais do corpo humano.

3. À luz da medicina moderna, a essência do tratamento da perturbação da existência normal do corpo humano é a correção da alteração patológica dos parâmetros normais de todas as regulações das células vivas, mas a base científica da correção da alteração patológica dos parâmetros normais de células vivas está intimamente ligado à correção de parâmetros perturbados de todos os membros do sistema de linha de três estados dos potenciais redox de membrana dependente - o ciclo completo de nove etapas da condutância de prótons dentro do corpo humano e dos quatro compartimentos, ou 10 sistemas funcionais do corpo humano.

4. 34. O uso de potenciais redox de membrana três, dependente do sistema de linha estadual , ciclo completo de nove etapas de regulamentações relacionadas à condutância de prótons no tratamento anticâncer

Até agora, não fomos capazes de conduzir e regular a intensidade das reacções do metabolismo durante o cancro na direcção totalmente necessária porque não sabemos em que células o ponto condutor das regulações está sujeito à acção de tais tipos de manipulação e medicamentos.

Revelado por nós O sistema de linha de três estados dos potenciais redox de membrana é um dos membros mais importantes do ciclo completo de 9 etapas da condutância de prótons dentro do corpo humano e um desses locais das células, que é facilmente sujeito à manipulação e medicamentos como um ponto condutor para conduzir a direção totalmente favorável das reações do metabolismo durante o câncer, diabetes mellitus e hipercolesterinemia.

Nesse caso, o sistema de linha de três estados do potencial redox da membrana serve como o principal impulsionador.

Podemos criar todas as variantes de formas de reação de base úteis do metabolismo, alterando os potenciais redox da membrana no sistema de linha de três estados do ciclo completo de nove etapas da condutância de prótons dentro do corpo humano. Se necessário para diminuir as taxas de divisão celular durante o câncer, o estado alfa com altos potenciais oxidantes no meio de reação de "doadores + membrana - potenciais redox sistema de linha de três estados + O_2 + ADP + Pi + H^+ + $nH^+_{\text{espaço de membrana}}$ = (ATP + energia térmica) + H_2O + nH^+_{matriz} + CO_2"

Propusemos que as características bioquímicas das células cancerígenas são mais semelhantes às de Archea (procarióticas), como se as células cancerosas adquirissem alguma característica de Archea , como se as células normais dessem passos evolutivos para trás na direção das células de evolução inicial (como se As células Eukarya transformaram-se em Archaea, células procarióticas), com quem poderíamos ter conhecido há 4,4 mil milhões de anos, de acordo com a classificação de Woese .

As Archaea adaptaram-se para existir em ambientes extremos, nichos desprovidos de oxigênio, e cujas temperaturas podem estar próximas ou acima do ponto de ebulição normal da água.

Archaea são células procarióticas que são tipicamente caracterizadas por lipídios de membrana sólida com cadeias ramificadas de hidrocarbonetos ligadas ao glicerol por ligações éter. A presença destas ligações éteres em Archaea aumenta a sua capacidade de suportar temperaturas extremas e condições altamente ácidas . Podemos ver a característica acima mencionada de Archea , possuindo o estado betta sólido das estruturas de membrana e sua capacidade de suportar temperaturas extremas e condições terríveis altamente ácidas , no exemplo das células cancerígenas. Por trás desses regulamentos pode ter existido um processo tão legal . Como as células tumorais de crescimento rápido normalmente apresentam taxas glicolíticas até 200 vezes maiores do que as dos seus tecidos normais de origem, isso ocorre mesmo se o oxigênio for abundante.

O efeito Warburg é a observação de que a maioria das células cancerígenas produz predominantemente energia através de uma alta taxa de glicólise .

Otto Warburg postulou essa mudança no metabolismo como glicólise, que é a causa fundamental do câncer.

Muitas substâncias foram desenvolvidas que inibem a glicólise, e tais inibidores são atualmente objeto de intensa pesquisa como agentes anticancerígenos.

Esta conexão levantou a questão de: se a maioria das células cancerígenas produzem energia por meio de uma alta taxa de glicólise no citosol, que tipos de mudanças úteis positivas deveriam ser induzidas nos potenciais redox de membrana dependentes do sistema de linha de três estados , ciclo completo de 9 etapas da condutância de prótons porque a glicólise é seguida pela oxidação dos doadores neste ciclo?

Também levantou a questão de usar esse uso positivo de mudanças completas no tratamento anticâncer, causando o uso de mudança completa nos potenciais redox de membrana do sistema de linha de três estados dependente - ciclo completo de 9 etapas de condutância de prótons, como a partir do estado betta sólido de membranas constituídas principalmente por ácidos graxos saturados condicionando altos níveis de potenciais vermelhos ao estado alfa fluido das membranas, consistindo de ácidos graxos insaturados com altos níveis de potenciais oxi, também do estado gama de membranas consistindo de teores diminuídos de ácidos graxos saturados - insaturados , condicionado

(Onde convergem comendo comida e inalando oxigênio)

diminuição dos níveis de potenciais redoxi para o estado alfa fluido de membranas com altos níveis de potenciais oxi.

9º estágio dos potenciais redox de membrana, dependente do sistema de linha de três estados, completo O ciclo de 9 etapas da condutância de prótons é diferenciado pela entrada de oxigênio do pulmão, a formação de HbO_2 , combinação de prótons com hemoglobina (geração de HbH), que promove a liberação de oxigênio da hemoglobina , a difusão de oxigênio para todas as células e a liberação de prótons e elétrons de substratos alimentares.

A explicação acima mencionada mostra que a promoção da liberação de oxigênio da hemoglobina , a difusão de oxigênio para todas as células e o condicionamento da liberação de prótons e elétrons de substratos alimentares no 9º estágio dos potenciais redox de membrana dependentes do sistema de linha de três estados ciclo completo de 9 etapas de condutância de prótons, aumentando o estado alfa fluido das membranas, consistindo de ácidos graxos insaturados com altos níveis de potenciais oxi em células cancerígenas, pode ser usado no tratamento anticâncer.

Propusemos que:

A essência da nossa nova ideia em relação a como diminuir a intensidade do crescimento das células cancerígenas, alterando e estabelecendo o equilíbrio certo entre o processo de glicólise e o processo de condutância de prótons e elétrons nos potenciais redox de membrana, linha de três estados dependente do sistema O ciclo completo de 9 etapas, que funcionou com o uso de oxigênio, é o seguinte:

Manter a intensidade normal do processo de glicólise , estimulando a condutância de prótons e elétrons no 2º estágio do ciclo completo de 9 etapas de condutância de prótons dentro do corpo humano no nível de isocitrato desidrogenase, alfa cetoglutarato desidrogenase e succinato desidrogenase.

Manter a intensidade normal do processo de glicólise , estimulando a formação de oxaloacetato a partir do malato sob a ação da malato desidrogenase no 2º estágio do ciclo completo de 9 etapas da condutância de prótons dentro do corpo humano ao nível da isocitrato desidrogenase, alfa-cetoglutarato desidrogenase e succinato desidrogenase.

O primeiro estágio do ciclo completo de 9 etapas da condutância de prótons dentro do corpo humano é diferenciado pela liberação de prótons e elétrons de substratos alimentares (carboidratos, aminoácidos e ácidos graxos). Sob a ação indireta do oxigênio liberado do entorno da membrana do eritrócito no 9º estágio, a condutância do próton dentro do ciclo começou.

A manutenção de estados alfa fluidos aumentados, constituídos por ácidos graxos insaturados com altos níveis de potenciais oxi, conduz o fluxo de prótons e elétrons neste estágio das células cancerígenas, o que é mais útil para diminuir o crescimento das células cancerígenas.

O segundo estágio do ciclo completo de 9 etapas da condutância do próton dentro do corpo humano é caracterizado pela transferência de um próton e um elétron para NADH e $FADH_2$ como átomos de hidrogênio, juntamente com a liberação de CO_2, estágio pelo qual o próton a condutância dentro do ciclo continua.

A manutenção de estados alfa fluidos aumentados, constituídos por ácidos graxos insaturados com altos níveis de potenciais oxi, conduz o fluxo de prótons e elétrons neste segundo estágio das células cancerígenas, o que é mais útil para diminuir o crescimento das células cancerígenas.

O 4º estágio do ciclo completo de 9 etapas da condutância do próton dentro do corpo humano se distingue pela transferência de elétrons para o citocromo C sem o próton acompanhante, que é um dos estágios de continuidade da condutância do próton dentro do ciclo e o aumento de o estado alfa fluido, consistindo de ácidos graxos insaturados com altos níveis de oxipotenciais conduzindo o fluxo de prótons e elétrons.

A manutenção de estados alfa fluidos aumentados, constituídos por ácidos graxos insaturados com altos níveis de potenciais oxi, conduzindo o fluxo de prótons e elétrons neste quarto estágio das células cancerígenas, é mais útil para diminuir o crescimento das células cancerígenas.

De acordo com o ciclo completo de 9 etapas de condutância de prótons dentro do corpo humano proposto por Ambaga e Tumen- Ulzii (2015), o 6º estágio do ciclo completo de 9 etapas de condutância de prótons dentro do corpo humano se distingue pela criação de um gradiente de prótons no espaço intercelular das mitocôndrias e a subsequente transferência de prótons para a matriz através das sinapses de ATP, que desempenha um papel importante na continuidade da condutância de prótons dentro do ciclo. A manutenção de estados alfa fluidos aumentados, constituídos por ácidos graxos insaturados com altos níveis de potenciais oxi, conduz o fluxo de prótons e elétrons neste sexto estágio das células cancerígenas, o que é mais útil para diminuir o crescimento das células cancerígenas.

Além disso, o 7º estágio do ciclo completo de 9 etapas da condutância do próton dentro do corpo humano se distingue pela formação de água metabólica na matriz mitocondriana pela oxidação do próton pelo oxigênio molecular, ou seja, pela protonação do oxigênio molecular pelo próton da matriz, que é uma das etapas anteriores de continuidade do ciclo de condutância do próton. Neste sentido, o aumento do estado alfa fluido, constituído por ácidos gordos insaturados com elevados níveis de oxipotenciais , conduzindo o fluxo de protões e electrões nesta 7ª fase das células cancerígenas dá a possibilidade de diminuir o crescimento das células cancerígenas.

O 9º estágio se distingue pela entrada de oxigênio do pulmão, formação de HbO_2, combinação de prótons com hemoglobina (geração de HbH),

que promove a liberação de oxigênio da hemoglobina , a difusão de oxigênio para todas as células, condicionando a liberação de prótons e elétrons dos substratos alimentares, e o aumento do estado alfa fluido, constituído por ácidos graxos insaturados com altos níveis de potenciais oxi, que conduzem o fluxo de prótons e elétrons.

A manutenção de estados alfa fluidos aumentados, constituídos por ácidos graxos insaturados com altos níveis de potenciais oxi, conduz o fluxo de prótons e elétrons neste 9º estágio das células cancerígenas, o que é mais útil para diminuir o crescimento das células cancerígenas.

5. 35. Os destinos metabólicos de C , H e O átomos contidos nas moléculas dos alimentos
no ciclo completo de nove etapas de condutância de elétrons e prótons dentro do
corpo humano

Existem duas maneiras de conservar energia na forma de ATP (Nick Lane e William F. Martin, 2012): acoplamento quimiosmótico via membrana

A sinergia integral de ATP entre as fosforilações em nível de substrato e ses de todas as formas de sistemas vivos deve estar intimamente ligada à quantidade de átomos de hidrogênio, carbono e oxigênio nas moléculas doadoras e ao potencial redox da membrana, uma linha de três estados dependente do sistema.

ciclo completo de nove etapas de condutância de prótons dentro do corpo humano (M. Ambaga , 2015).

$_2$ liberado no 2º estágio e também a quantidade de prótons e elétrons livres nos 3º e 4º estágios do ciclo completo de 9 etapas da condutância de prótons dentro do corpo humano existem em estreita correlação com o C_x (átomo de carbono) e Hy (átomo de hidrogênio) contidos nas moléculas doadoras como $C_xH_yO_z$.

Na literatura mundial, podemos ver mais informações sobre a oxidação de carboidratos, ácidos graxos e aminoácidos, mas e quanto aos destinos metabólicos?
dos átomos de C, H e O contidos nas moléculas dos alimentos que ocorrem no ciclo completo de 9 etapas de condutância de elétrons e prótons dentro do corpo humano?
Estabelecemos que a conversão final e o destino metabólico dos três átomos separados (C, H e O) contidos em qualquer forma de doadores de alimentos (carboidratos, ácidos graxos e aminoácidos) ocorreram no ciclo completo de nove etapas do elétron e condutância de prótons dentro do corpo humano da seguinte forma:
Destinos metabólicos dos átomos de H - primeira variante no caso de prótons livres no ciclo completo de 9 etapas de condutância de elétrons e prótons dentro do corpo humano.
Átomos de H contidos nas moléculas de alimentos através do 1° estágio do ciclo completo de 9 etapas de condutância de elétrons e prótons como liberação de prótons, elétrons juntos de substratos alimentares sob a ação indireta de oxigênio liberado dos arredores da membrana dos eritrócitos convertidos em NADH e $FADH_2$.
Após esses estágios de conversão dos átomos de H contidos nas moléculas dos alimentos em NADH, $FADH_2$, foram iniciados os próximos estágios de condutância de prótons livres, incluindo o 5° estágio do ciclo completo de 9 etapas de condutância de elétrons e prótons como translocação de prótons. para o espaço intermembranar da mitocôndria sem o elétron acompanhante, o 6° estágio como criação de gradiente de prótons no espaço intermembranar da mitocôndria e após a transferência do próton para a matriz através da síntese de ATP, o 7° estágio como formação de água metabólica na matriz mitocondriana por protonação de oxigênio ativado após a obtenção de elétrons pelo próton da matriz, o 8° estágio como difusão do próton da matriz mitocondrial de todas as células e água metabólica formada durante a protonação do oxigênio molecular pelo próton da matriz entrou através da membrana plasmática dos glóbulos vermelhos com participação dos canais de proteína aquaporina, também no 9° estágio, quando a água metabólica que entra nas células vermelhas do sangue reage com o CO_2 formado no 2° estágio pela formação de H_2CO_3 , que é seguida pela reação como H_2CO_3 =H+ HCO3
e liberado durante este estágio o próton livre promove a liberação de oxigênio da hemoglobina , ou seja, ocorreu o encontro do CO_2 formado no 2° estágio com a água metabólica formada no 7° estágio do ciclo completo de 9 etapas

de condutância de elétrons e prótons dentro do vermelho células sanguíneas.
Destinos metabólicos dos átomos de H – a segunda variante – no caso dos elétrons livres no ciclo completo de nove etapas de condutância de elétrons e prótons dentro do corpo humano.

Os destinos metabólicos dos átomos de H - segunda variante no caso de elétrons livres no ciclo completo de 9 etapas de condutância de elétrons e prótons dentro do corpo humano são distinguidos por isto: o 4° estágio do ciclo completo de 9 etapas de condutância de elétrons e prótons dentro o corpo humano como transferência de elétrons para o citocromo C e para o oxigênio molecular sem acompanhar o próton, formação de oxigênio ativado, e o 7° estágio como formação de água metabólica na matriz mitocondriana na forma de oxidação do próton por oxigênios ativados após a obtenção elétrons do citocromo C, ou seja, protonação do oxigênio ativado pelo próton da matriz.

No caso da predominância do estado alfa do fluido na membrana, três regulações dependentes do estado e o ciclo completo de nove etapas da condutância do próton ocorreram através dos seguintes processos:

Intensifica o processo de transferência e conversão dos átomos de C,O contidos nas moléculas dos alimentos em CO_2.

Diminui a proporção de NADH para NAD e $FADH_2$ para FAD durante a conversão dos átomos de H contidos nas moléculas dos alimentos em NADH e $FADH_2$.

Aumenta o processo de geração de energia térmica no 7° estágio do ciclo completo de 9 etapas de condutância de elétrons e prótons.

Aumenta o processo de formação de prótons livres pela reação como H_2CO_3 =H+HCO_3 no interior dos eritrócitos, o que promove a liberação de oxigênio da hemoglobina no 8° estágio.

Todos esses processos são codificados na Medicina Tradicional Tibetana por padrões externos agudos e quentes, elementos de fogo e noções abstratas de Mkhris .

No caso da predominância do estado betta na membrana, foram observadas três regulamentações dependentes do estado e o ciclo completo de nove etapas da condutância do próton, como segue:

É diminuída a intensidade do processo de transferência e conversão dos átomos de C,O contidos nas moléculas dos alimentos em CO_2.

Aumenta a proporção de NADH para NAD e $FADH_2$ para FAD durante a conversão dos átomos de H contidos nas moléculas dos alimentos em NADH e $FADH_2$.

É diminuída a intensidade de geração de energia térmica no 7° estágio do

ciclo completo de 9 etapas de condutância de elétrons e prótons.
É aumentada a intensidade de geração de ATP no 7º estágio do ciclo completo de 9 etapas de condutância de elétrons e prótons.
É diminuída a intensidade de formação de prótons livres pela reação como H_2CO_3 =H+HCO_3 dentro dos eritrócitos, o que promove a liberação de oxigênio da hemoglobina no 9º estágio do ciclo completo de 9 etapas de condutância de elétrons e prótons.
Todos esses processos são codificados na Medicina Tradicional Tibetana por padrões externos agudos, frios e pesados e água, elementos terra e noção abstrata de Badgan .
No caso do estado gama predominante na membrana, foram observadas três regulamentações dependentes do estado e o ciclo completo de nove etapas da condutância do próton, como segue:
A quantidade de moléculas doadoras e aceitadoras torna-se baixa e, nesse sentido, diminui a intensidade do processo de transferência e conversão dos átomos de C, O contidos nas moléculas dos alimentos em CO_2.
A quantidade de moléculas doadoras e aceitadoras torna-se baixa e, neste contexto, diminui a quantidade de NADH, NAD, $FADH_2$, FAD durante a conversão dos átomos de H contidos nas moléculas dos alimentos em NADH, $FADH_2$.
A quantidade de moléculas doadoras e aceitadoras torna-se baixa, neste contexto diminui a intensidade de geração de energia térmica no 7º estágio do ciclo completo de 9 etapas de condutância de elétrons e prótons.
A quantidade de moléculas doadoras e aceitadoras torna-se baixa, neste contexto diminui a intensidade de geração de ATP no 7º estágio do ciclo completo de 9 etapas de condutância de elétrons e prótons.
A quantidade de moléculas doadoras e aceitadoras torna-se baixa neste contexto, diminui a intensidade da formação de prótons livres por reação como H_2CO_3 =H+HCO_3 dentro dos eritrócitos, o que promove a liberação de oxigênio da hemoglobina no 8º estágio de o ciclo completo de 9 etapas de condutância de elétrons e prótons.
Todos esses processos são codificados na Medicina Tradicional Tibetana pela luz, padrões externos agudos e elementos rLung e noção abstrata de rLung .

REFERÊNCIAS

Ambaga M, Tumen - Ulzii A. 2016 . Medicina NCM integrada com novos conhecimentos de s-NCM, lambert Academic Publishing.

Ambaga M, Tumen - Ulzii A. 2015 . A vida tornou-se dependente da presença de elétrons e prótons, que foram formados durante eventos chamados big bang há 15 bilhões de anos, elétrons e prótons preparam o cenário para a formação da vida no universo

Ambaga M. 2016 . O ciclo completo de condutância de prótons e elétrons dentro do corpo humano, consistindo em 9 estágios interligados. Acad. J. Ciência. Res., 4(6): 127 131.

Ambaga M. 2016 . Uma nova sugestão sobre a existência de sistema de linha de três estados com potencial redoxi -membrana entre doadores e aceitadores dentro das células vivas, Asian Journal of Science and Technology, Vol.07, Issue, 07,pp. 3157-3161.

Ambaga M. 2016 . Capacidade tampão do entorno da membrana eritrocitária em relação aos prótons livres, formada no Ciclo Completo de Condutância de Prótons e Elétrons no interior do Corpo Humano. **Jornal Internacional de Pesquisa em Desenvolvimento,** Vol 06, Edição, 07, pp.

Ambaga M. 2016. O ciclo completo de condutância de prótons e elétrons dentro do corpo humano e Rlung triplo, Mkhris , teoria Badgan da medicina tradicional tibetana , **International Journal of Current Research, Vol 8, Issue 08, p.36391-36393.**

Ambaga M. 2016 . A possibilidade de conduzir a membrana - potencial redox, um sistema de linha de três estados dependente de um ciclo completo de 9 etapas de condutância de prótons dentro do corpo humano para uma direção favorável durante situações patológicas.,
(Onde convergem comendo comida e inalando oxigênio)
International Journal of Current Research, Vol, Issue, 11, pp 42456-42459, novembro.

Ambaga M. 2017 . Os potenciais redox de membrana dependentes do sistema de linha de três estados - ciclo completo de 9 etapas de condutância de prótons e o mecanismo biológico baseado na evolução de utilização de oxigênio - sistemas de bioenergia de produção de ATP, *World Journal of Scientific Research and Review,* 2017.vol.5,№3 ,março,pp.8-13.

Ambaga M. 2017 . Os potenciais redox de membrana dependentes do sistema de linha de três estados - ciclo completo de 9 etapas de condutância de prótons e o mecanismo biológico de formação de órgãos baseado na evolução, *World Journal of Scientific Research andReview* , vol. 5,№ 3,março,pp.1-7.

Ambaga M. 2017 . Os potenciais redox de membrana dependem do sistema de linha de três estados - ciclo completo de 9 etapas de condutância de prótons como a fórmula metabólica universal e o desenvolvimento de todo o pensamento médico durante os últimos 3.000 anos, *Asian Journal of Science and Technology,* vol. 08,Edição ,03,pp.4485-4488, março,

Ambaga M. 2017 . O ciclo completo de 9 etapas de condutância de prótons e os dois elétrons básicos, sistema de reação metabólica dependente de prótons para obtenção de ATP, *Ciência Aplicada e Pesquisa Inovadora,* vol. 1, nº 1, pp 63-68 .

Ambaga M. 2017 . A ligação de bioevolução entre os dois sistemas básicos de reação metabólica dependente de elétrons e prótons para obtenção de ATP, *International Journal of Current Research,* vol 9,edição 06,pp.52182-52185.

Ambaga M. 2017 . O tamanho do genoma e os dois sistemas básicos de reação metabólica dependente de elétrons e prótons para obtenção de ATP, International Journal of Current Research, vol 9,edição 06,pp.52771-52774.

Ambaga M, Tumen- Ulzii A, 2017 . O ciclo completo de 9 etapas de condutância de prótons e retrocessos evolutivos semelhantes a antiespirais da segunda equação do tempo de evolução tardia até a primeira equação do tempo de evolução inicial durante alguma patologia, *International Journal of Current Research,* vol 9, edição 07, pp.54969-54972.

Ambaga M, Tumen -Ulzii A, 2017. O ciclo completo de 9 etapas de condutância de prótons e a formação de três zonas com vários graus de perturbações do fluxo normal de elétrons e prótons no sentido horário durante a escassez de doadores e aceitadores - *Asian Journal of Science and technology,* vol .08, Edição, 08, pp.5346-5349,

Ambaga , M., Tumen- Ulzii , A. e Buyantushig , T, 2022, Para a questão da elucidação do oitavo e nono estágios do potencial redoxi da membrana , três estados dependentes de 9 etapas do ciclo completo de condutância de prótons no corpo humano, International Journal of Current Research, vol 14, edição 11, pp. 22764-22766, novembro

Ambaga , M., Tumen- Ulzii , A. e Buyantushig , T, 2022, A mudança de Humburger e os oitavo e nono estágios do potencial redoxi de membrana três estados dependentes 9 etapas do ciclo completo de condutância de prótons no corpo humano, Asian Journal of Ciência e tecnologia, vol.13, edição, 11, pp 12264-12266.

Ambaga , M., Tumen- Ulzii , A. e Buyantushig , T, 2022, Os modelos de sistema do potencial redoxi de membrana de três estados dependentes de 9 etapas do ciclo completo de condutância de prótons, incluindo os quatro

compartimentos e os 10 sistemas funcionais no corpo humano , International Journal of Current Research, vol 14, edição 12, pp. 23123-23125, dezembro
Boyer, PD "Captura e uso de energia em plantas e bactérias. Relatório técnico final", Universidade da Califórnia em Los Angeles . UCLA), Departamento de Energia dos Estados Unidos, . 31 de dezembro de 1993)
Harpers Bioquímica - Vigésima Segunda Edição
Nick Lane e William F. Martin . 2012. A origem da bioenergética de membrana J.cell , http://dx.doi.org/10.1016/j.cell.2012.11.050 .
Nick Lane, A questão vital . Energia, Evolução e as origens da vida complexa) https://en.wikipedia.org/wiki/ Biosfera
Taylor DJ, Green NPO, Stout GW, Ciências Biológicas, Terceira edição
Victor Sojo, Andrew Pomiankowski , Nick Lane , 2014. Uma base bioenergética para divergência de membrana em Archaea e bactérias, publicado: 12 de agosto de 2014, http://dx.doi.org/10.1371/journal.pbio.1001926
Walker, J.E.; Saraste , M; Runswick, MJ; Gay, NJ 1982. "Sequências distantemente relacionadas nas subunidades alfa e beta da ATP sintase, miosina, quinases e outras enzimas que requerem ATP e uma dobra de ligação de nucleotídeo comum". *O Jornal EMBO,* 1(8): 945-51. doi:10.1002/j.1460-2075. 1982.tb 01276.x. PMC 553140. PMID 6329717
https://en.wikipedia.org/wiki/Termogênese
https://en.wikipedia.org/wiki/Glicólise
https://en.wikipedia.org/wiki/Termogênese
https://en.wikipedia.org/wiki/Brown_adipose_tissue
https://www.biologydiscussion.com/biochemistry/lipids-biochemistry/oxidation-of-fatty-acids-biochemistry/72756
https://en.wikipedia.org/wiki/Adenosina_trifosfato
https://en.wikipedia.org/wiki/Bohr_effect https://en.wikipedia.org/wiki/Efeito Haldane
(Onde convergem comendo comida e inalando oxigênio)
https: // en.wikipedia . org/wiki/Circulação pulmonar

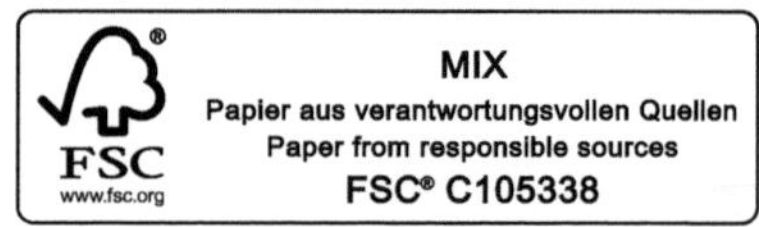

Printed by Books on Demand GmbH, Norderstedt / Germany